JIGAR KASALLIKLARI: SABABLARI, BELGILARI VA DAVOLASH USULLARI

(O‘quv qo‘llanma)

Tirkashev Nodir Abdurahmon o’g’li

Jigar Kasalliklari: Sabablari, Belgilari Va Davolash Usullari

by: Tirkashev Nodir Abdurahmon O'g'li

Edition: November '2025

Publisher:

Taemeer Publications LLC (Michigan, USA / Hyderabad, India)

ISBN 978-93-6908-820-1

Book	:	**Jigar Kasalliklari: Sabablari, Belgilari Va Davolash Usullari**
Author	:	**Tirkashev Nodir Abdurahmon O'g'li**
Publisher	:	Taemeer Publications
Year	:	'2025
Pages	:	120
Title Design	:	*Taemeer Web Design*

KIRISH

Jigar inson organizmidagi eng katta ichki a'zolardan biri bo'lib, uning sog'ligi butun tana faoliyatiga bevosita ta'sir ko'rsatadi. Jigar turli murakkab vazifalarni bajaradi, shu jumladan metabolizmni tartibga solish, toksinlarni organizmdan chiqarish, oziq-ovqatdan olingan moddalarni qayta ishlash, qonni filtrlash va saqlash, shuningdek, qonda bo'lgan muhim moddalarning miqdorini boshqarish kabi funksiyalarni amalga oshiradi. Shu sababli, jigar kasalliklari inson salomatligi uchun jiddiy tahdid hisoblanadi.

Jigar kasalliklari turli sabablarga ko'ra yuzaga kelishi mumkin. Bu sabablarga virusli infektsiyalar, masalan, virusli gepatitlar, alkogolga bog'liq zararlar, toksinlar, autoimmun kasalliklar, genetik buzilishlar va boshqa ko'plab omillar kiradi. Jigar kasalliklari ko'pincha surunkali xususiyatga ega bo'lib, uzoq vaqt davomida sekin-asta rivojlanadi va kech bosqichlarda jiddiy asoratlar, jumladan jigar sirrozi yoki saratoniga olib kelishi mumkin.

Jigar kasalliklarining asosiy muammolaridan biri, ularning dastlabki bosqichlarida ko‘p hollarda aniq simptomlarning namoyon bo‘lmasligidir. Bu esa kasallikni kech aniqlanishiga va davolash imkoniyatlarining kamayishiga olib keladi. Shuning uchun jigar salomatligini saqlash, kasalliklarni oldini olish va ularni vaqtida aniqlash uchun muntazam tekshiruvlar va profilaktik chora-tadbirlar muhim ahamiyatga ega.

Jigar kasalliklari dunyo bo‘ylab keng tarqalgan va jiddiy sog‘liq muammosi hisoblanadi. Jahon sog‘liqni saqlash tashkilotining ma’lumotlariga ko‘ra, har yili millionlab odamlar jigar bilan bog‘liq kasalliklar sababli hayotdan ko‘z yumadi yoki og‘ir asoratlarga duch keladi. Ayniqsa, virusli gepatit B va C global miqyosda keng tarqalgan bo‘lib, bu kasalliklar jigar sirrozi va jigar saratonining asosiy sabablaridan biri hisoblanadi.

Jigar kasalliklarining oldini olishda asosiy o‘rin kasallikni erta aniqlash, profilaktik emlashlar (masalan, gepatit B ga qarshi vaksina), sog‘lom turmush tarzini yuritish va alkogol iste’molini cheklashga to‘g‘ri keladi. Shu bilan birga, zamonaviy tibbiyotda jigar kasalliklarini davolashning turli usullari mavjud bo‘lib, ular orasida dori terapiyasi, jarrohlik aralashuvlari, va jigar transplantatsiyasi kabi muolajalar bor.

Jigar faoliyati va uning kasalliklari haqida chuqur bilimga ega bo‘lish kasalliklarni vaqtida aniqlash va samarali davolashga yordam beradi. Bu qo‘llanma jigar kasalliklarining sabablari, belgilari va davolash usullarini to‘liq yoritishga mo‘ljallangan bo‘lib, o‘quvchilarni kasalliklarni oldini olish va ularga qarshi kurashishda bilim bilan ta’minlashga qaratilgan.

Jigar kasalliklari inson salomatligiga katta xavf tug‘diradigan murakkab va ko‘p qirrali muammolar qatoriga kiradi. Ular ko‘pincha jigar hujayralarining zararlanishi yoki yo‘qolishi bilan tavsiflanadi, bu esa jigar faoliyatining buzilishiga olib keladi. Jigar organizmda juda ko‘p muhim funksiyalarni bajaradi, shuning uchun uning kasalliklari butun organizm tizimiga salbiy ta’sir ko‘rsatadi.

Jigar kasalliklarining turlari ko‘p va xilma-xildir. Ular orasida virusli gepatitlar, surunkali gepatitlar, jigar sirrozi, alkogolga bog‘liq jigar kasalliklari, jigar yog‘lanishi (steatoz), autoimmun gepatit, va jigar saratoni kabi kasalliklar mavjud. Har birining o‘ziga xos sabablari, belgilar va davolash usullari bor. Virusli gepatitlar eng ko‘p tarqalgan va eng xavfli jigar kasalliklari qatoriga kiradi, chunki ular surunkali jigar zararlanishi va sirroz rivojlanishiga olib kelishi mumkin.

Jigar sirrozi – jigar to‘qimasining o‘rnini tolali birikma to‘qimasi egallashi bilan kechadigan surunkali kasallik bo‘lib, bu jigar faoliyatining keskin buzilishiga sabab bo‘ladi. Sirroz natijasida jigar hujayralari nobud bo‘ladi, ularning o‘rnida to‘qima paydo bo‘ladi, bu esa organning normal ishini buzadi. Bu kasallikning belgilari esa kech bosqichlarda ko‘proq namoyon bo‘ladi va ko‘plab jiddiy asoratlarga olib kelishi mumkin.

Yana bir muhim jigar kasalligi — jigar saratoni bo‘lib, u ko‘pincha surunkali gepatitlar va sirroz fonida rivojlanadi. Jigar saratoni uzoq vaqt hech qanday aniq belgilarsiz o‘sishi mumkin, bu esa kasallikni kech bosqichda aniqlashga olib keladi. Shu sababli, jigar kasalliklarining oldini olish va vaqtida diagnostika qilish muhim ahamiyatga ega.

Jigar kasalliklarini aniqlashda zamonaviy diagnostika usullari keng qo'llaniladi. Ularga qon tahlillari, jigar fermentlari faolligini o'lchash, ultratovush, kompyuter tomografiyasi (KT), magnit-rezonans tomografiyasi (MRT), va jigar biopsiyasi kiradi. Bu usullar orqali kasallikning bosqichi, turi va qanchalik jiddiy ekanligi aniqlanadi, shuningdek, samarali davolash rejasi tuziladi.

Davolash usullari kasallik turiga va bosqichiga qarab farqlanadi. Virusli gepatitlarda antiviral dori-darmonlar qo'llaniladi. Alkogolga bog'liq jigar kasalliklarida esa alkogolni to'liq tashlash zarur. Sirroz va jigar saratoni holatlarida esa jarrohlik va transplantatsiya usullari qo'llanilishi mumkin. Shuningdek, sog'lom ovqatlanish, jismoniy faoliyat va toksinlardan saqlanish jigar salomatligini saqlashda muhim o'rin tutadi.

Shuni ham ta'kidlash kerakki, jigar kasalliklarini oldini olishda aholining jamoatchilik salomatligi bo'yicha xabardorligini oshirish, profilaktik emlashlar, gigiyena qoidalariga rioya qilish va yomon odatlardan voz kechish katta ahamiyatga ega. Ayniqsa, gepatit B va C viruslari bilan kasallanishdan saqlanish uchun gigiyena qoidalariga amal qilish, shaxsiy gigiyena vositalarini alohida qo'llash va xavfsiz jinsiy aloqa muhimdir.

Bugungi kunda jigar kasalliklari bilan bog'liq ilmiy tadqiqotlar davom etmoqda. Ularning sabablari, rivojlanish mexanizmlari va davolash usullarini yanada samarali qilish maqsadida yangi dori vositalari va texnologiyalar ishlab chiqilmoqda. Bundan tashqari, jigar kasalliklarini aniqlashda molekulyar diagnostika usullari ham kengayib bormoqda, bu esa kasalliklarni aniqroq va tezroq aniqlash imkonini beradi.

Shu bilan birga, odamlar o'z sog'ligini nazorat qilishda faollik ko'rsatishi lozim. Jigar kasalliklarining dastlabki belgilari paydo bo'lishi bilan shifokorga murojaat qilish, profilaktik tekshiruvlardan o'tish va tavsiya etilgan muolajalarni bajarish muhimdir. Bunday yondashuv jigar kasalliklarining jiddiy asoratlarini oldini olishga yordam beradi.

Jigar kasalliklari inson salomatligi uchun jiddiy xavf tug'diradi, biroq ular vaqtida aniqlansa va to'g'ri davolansa, ko'plab holatlarda salomatlikni saqlab qolish mumkin. Shu sababli, jigar kasalliklarini o'rganish, ularning sabablari, belgilari va davolash usullarini to'liq anglash, shuningdek, profilaktik choralarga rioya qilish barcha uchun muhimdir.

1-Mavzu. Jigar Tuzilishi va Uning Asosiy Funksiyalari

Jigar — inson organizmidagi eng katta ichki a'zolardan biridir. Uning vazifalari murakkab va ko'p qirrali bo'lib, organizmning umumiy sog'lig'ida muhim rol o'ynaydi. Jigar ko'krak qafasi ostida, o'ng qorin bo'shlig'ida joylashgan va taxminan 1,2–1,5 kilogramm og'irlikda bo'ladi. Tana og'irligining taxminan 2-3 foizini tashkil qiluvchi jigar organizmning metabolik jarayonlarida asosiy markaz hisoblanadi.

Jigar to'qimasi zich va qattiq tuzilishga ega bo'lib, uni ikki asosiy qismga ajratish mumkin: o'ng va chap jigar bo'laklari. Bu bo'laklar o'z navbatida kichikroq loblarga bo'linadi. Loblar jigar to'qimasining asosiy funktsional birligi hisoblanadi. Har bir lob ko'plab hujayralardan — gepatositlardan tashkil topgan bo'lib, ular jigar faoliyatining asosiy ishchi kuchidir.

Jigar hujayralari o‘zaro bog‘langan maxsus tuzilishga ega bo‘lib, ular orasida qon va safro oqimini ta’minlovchi tizimlar joylashgan. Jigar qon bilan ikki yo‘l orqali ta’minlanadi: portal vena va gepatik arteriya orqali. Portal vena oshqozon-ichak traktidan qonni olib keladi, bunda ovqat hazm bo‘lgandan so‘ng organizmga kirgan moddalarning ko‘pchiligi to‘g‘ridan-to‘g‘ri jigarga yo‘naltiriladi. Gepatik arteriya esa o‘pka orqali kislorod bilan to‘yintirilgan qon olib keladi. Bu ikki qon oqimi jigar sinusoidi deb ataladigan maxsus kapillyarlarda aralashib, gepatositlarga oziqlanish imkonini yaratadi.

Jigar sinusoidi — jigar loblarida joylashgan keng qirrali kapillyarlar bo‘lib, u yerda qon gepatositlar bilan to‘liq aloqada bo‘ladi. Sinusoiddagi qon o‘z tarkibida oziq moddalari, toksinlar, gormonlar va boshqa muhim elementlarni olib yuradi. Gepatositlar esa ushbu moddalarni qabul qilib, qayta ishlaydi yoki zararsizlantiradi. Shu tariqa jigar tanaga zararli moddalarni tozalashda asosiy filtr vazifasini bajaradi.

Jigar tuzilishida safro kanallari tizimi alohida ahamiyatga ega. Gepatositlar tomonidan ishlab chiqarilgan safro kichik kanallarga tushadi, so'ngra ular birlashib katta safro yo'llarini hosil qiladi. Safro o'n ikki barmoqli ichakka yo'naltiriladi va u yerdan yog'larni hazm qilishda ishtirok etadi. Shu sababli jigar nafaqat qonni tozalash, balki oziq moddalar almashinuvida ham muhim rol o'ynaydi.

Jigar to'qimasi tarkibida retikulyar to'qima va retikulyotsitlar ham mavjud bo'lib, ular jigar me'yorlarini saqlashda, shuningdek, jarohatlangan joylarni tiklashda yordam beradi. Jigar shuningdek, immun tizimining bir qismi sifatida ham faoliyat yuritadi. U makrofaglar — Kupffer hujayralarini o'z ichiga oladi, ular qonni bakteriyalar, viruslar va boshqa zararli mikroorganizmlardan tozalashda qatnashadi.

Jigar hujayralari yuqori darajada regeneratsiyaga ega bo'lib, zarar ko'rgan qismi tezda tiklanadi. Bu xususiyat jigarni boshqa organlardan ajratib turadi va uni jiddiy jarrohlik aralashuvlaridan so'ng ham tiklanish imkonini beradi. Biroq, surunkali zarar (masalan, virusli gepatit, alkogol zaharlanishi) holatlarida bu regeneratsiya mexanizmi buzilib, jigar to'qimasida sirroz va fibroz rivojlanadi.

Jigar asosiy funksiyalari quyidagilardan iborat:

- Metabolik funktsiyalar: jigar organizmda oziq moddalar (karbonhidratlar, yog'lar, oqsillar) almashinuvining markazi hisoblanadi. U glyukozani saqlash, glikogen hosil qilish va parchalanish jarayonlarini boshqaradi. Shuningdek, yog' kislotalari va xolesterin sintezi, oqsil sintezi va parchalanishida ishtirok etadi.
- Detoksikatsiya: jigar turli toksinlarni, gormonlarni, dori vositalarini va boshqa zararli moddalarni zararsizlantirishda asosiy organ hisoblanadi. Bu jarayonlar gepatositlarda fermentlar yordamida amalga oshiriladi.
- Safro ishlab chiqarish: safro yog'larning hazm bo'lishi va yog'da eriydigan vitaminlar (A, D, E, K) so'rilishida ishtirok etadi. Shuningdek, safro organizmdan ortiqcha xolesterol va bilirubinni chiqaradi.
- Qonning gomeostazini saqlash: jigar qonni filtrlaydi, vitaminlar va temirni saqlaydi, qon ivishini tartibga soluvchi moddalar ishlab chiqaradi.

- Immuun faoliyat: Kupffer hujayralari yordamida organizmni patogenlardan himoya qiladi.

Jigar murakkab tuzilishi va keng funksiyalari uning organizmdagi markaziy rolini ochib beradi. Bu organning sog'lig'i saqlanmasa, butun tana faoliyati buziladi. Shu bois jigar kasalliklari haqida to'liq bilimga ega bo'lish va ularni oldini olish muhimdir.

Jigar tuzilishini yanada chuqurroq o'rganishda uning mikroskopik anatomiyasiga e'tibor qaratish zarur. Jigar loblari ko'plab gepatositlar va ular orasidan o'tgan qon va safro kanallaridan iborat. Har bir lob markazida markaziy vena joylashgan bo'lib, u orqali jigar kapillyarlari tomonidan to'plangan qon katta qon tomirlariga oqadi.

Gepatositlar uchta asosiy sohada faoliyat yuritadi: qon sinusoidi tomon (sinusoidal yuzasi), safro kanali tomon (bile canalicular yuzasi) va qon tomirlariga qarama-qarshi yuzasi. Ushbu yuzalar orqali gepatositlar qon va safro o'rtasida moddalar almashinuvi amalga oshiradi. Bu murakkab tizim jigar faoliyatining asosini tashkil qiladi.

Jigar sinusoidi boshqa qon tomirlardan farqli o‘laroq, kengaygan kapillyarlardir. Ular qonning sekin oqishini ta’minlab, gepatositlarga maksimal aloqada bo‘lish imkonini beradi. Sinusoid ichida Kupffer hujayralari mavjud bo‘lib, ular patogenlarni fagotsitoz qilish vazifasini bajaradi. Shu bilan birga, sinusoid devorlarida endotelial hujayralar joylashgan bo‘lib, ular moddalarning qon va jigar to‘qimasi o‘rtasida erkin almashinuvi uchun imkon yaratadi.

Safro kanallari tizimi kichik kanallardan boshlanib, asta-sekin kattalashadi va oxir-oqibat katta safro yo‘llariga qo‘shiladi. Bu tizim safro ishlab chiqarish va uni o‘n ikki barmoqli ichakka yetkazib berishda ishtirok etadi. Safro tarkibida asosiy modda xolesterin, safro kislotasi va bilirubin bo‘lib, ular yog‘larni emulsiyalashda muhim ahamiyatga ega.

Jigar hujayralarining metabolik faoliyati juda keng. Masalan, jigar glikogen zaxiralarini saqlaydi va qondagi glyukozani kerak bo‘lganda chiqaradi, bu qon shakarining muvozanatini saqlashga yordam beradi. Bundan tashqari, jigar oqsillar, xususan plazma oqsillarini sintez qiladi, ular qon bosimini saqlash va boshqa ko‘plab jarayonlarda ishtirok etadi.

Detoksikatsiya jarayonida jigar xenobiotik moddalarni — ya’ni organizmga zararli tashqi moddalarni parchalaydi. Bu jarayon ikki bosqichda amalga oshadi: birinchi bosqichda moddalar modifikatsiyalanadi (oksidlanadi, reduktsiyalanadi yoki gidrolizlanadi), ikkinchi bosqichda esa ularning suvda eriydigan shakllari hosil qilinadi, shunda ular oson chiqariladi.

2-Mavzu. Jigar Kasalliklarining Turlari va Klasifikatsiyasi

Jigar kasalliklari – bu organizmdagi eng muhim ichki a'zo bo'lgan jigar to'qimalari va funksiyalarining buzilishi bilan kechuvchi keng ko'lamli patologik holatlar majmuasidir. Ular yuzaga kelish sabablari, rivojlanish mexanizmlari, klinik ko'rinishlari va oqibatlariga ko'ra turli-tuman bo'lishi mumkin. Bu kasalliklarni to'g'ri tushunish, ularni aniqlash va davolash uchun to'liq, izchil klasifikatsiya tizimiga ega bo'lish muhim ahamiyatga ega. Jigar kasalliklari turli omillar ta'sirida rivojlanadi: infeksion agentlar, toksinlar, dori vositalari, autoimmun reaktsiyalar, metabolik buzilishlar, genetik anomaliyalar va hatto noto'g'ri turmush tarzi. Aynan shuning uchun bu kasalliklarni turkumlashda bir nechta yondashuvlar mavjud.

Eng avvalo, jigar kasalliklarini **o'tkir** va **surunkali** shakllarga bo'lish mumkin. O'tkir jigar kasalliklari odatda tez boshlanadi va qisqa muddatda kechadi, ularning aksariyati to'liq sog'ayish bilan tugaydi yoki og'ir holatlarda o'limga olib kelishi mumkin. Bunga o'tkir virusli gepatitlar, dori yoki zahar ta'sirida rivojlangan gepatotoksik holatlar kiradi. Surunkali jigar kasalliklari esa ko'proq bir necha oy yoki yillar davom etadigan, sekin rivojlanadigan kasalliklardir. Ular asta-sekin jigar to'qimalarining tuzilishini o'zgartirib, jiddiy asoratlar, jumladan, sirroz yoki jigar yetishmovchiligi kabi holatlarga olib keladi.

Keng tarqalgan tasniflash mezonlaridan biri bu kasallikning **kelib chiqish sababi** asosida bo'linishidir. Bu usulga ko'ra, jigar kasalliklari quyidagi guruhlarga ajratiladi: infeksion kasalliklar, toksik kasalliklar, metabolik kasalliklar, autoimmun kasalliklar, irsiy-genetik kasalliklar, qon aylanishining buzilishi bilan bog'liq jigar kasalliklari va boshqalar. Infeksion kasalliklar orasida virusli gepatitlar eng keng tarqalgan bo'lib, ular A, B, C, D va E turlarga ega. Har birining uziga xos tarqalish yo'llari, simptomlari va davolash usullari mavjud. Masalan, gepatit A suv va oziq-ovqat orqali yuqadi, gepatit B va C esa asosan qon orqali yuqadi va surunkali shaklga o'tishi mumkin.

Toksik jigar kasalliklari esa ko‘proq kimyoviy moddalarning, masalan, dori-darmonlar yoki alkogolning jigarga ta’siri tufayli yuzaga keladi. Ularning rivojlanishi dozalashga, moddaning toksik xususiyatlariga va bemorning individual xususiyatlariga bog‘liq. Ko‘plab dorilar jigar tomonidan parchalanadi, ammo ayrim hollarda bu jarayon jigarning o‘ziga zarar yetkazadi. Ayniqsa, paratsetamol, antibiotiklar, antiqo‘zg‘aluvchi dorilar noto‘g‘ri dozalanganda jigar nekroziga olib kelishi mumkin. Alkogolga bog‘liq jigar kasalliklari ham keng tarqalgan bo‘lib, ularga alkogol gepatiti, yog‘li jigar kasalligi va sirroz kiradi.

Metabolik jigar kasalliklari odatda moddalar almashinuvi buzilishi natijasida yuzaga keladi. Masalan, g‘ayritabiiy yog‘ to‘planishi natijasida jigar yog‘lanadi va bu holat yog‘li gepatoz (steatoz) deb ataladi. Ushbu holat ko‘pincha semizlik, qandli diabet, insulin rezistentligi bilan bog‘liq bo‘ladi. Ba’zida yog‘lanish yallig‘lanish jarayoniga o‘tib, steatohepatitga olib keladi. Davolanmasa, bu holat ham sirrozga olib kelishi mumkin.

Autoimmun jigar kasalliklari organizmning o‘z jigar to‘qimalariga qarshi immun javob berishi bilan bog‘liq bo‘lib, ularga autoimmun gepatit, birlamchi biliar sirroz va birlamchi sklerozlovchi xolangit kiradi. Bunday holatlarda jigar hujayralari sekin-asta immun tizimi tomonidan yo‘q qilinadi. Bu kasalliklar ko‘proq ayollarda uchraydi va ularda uzoq muddatli immunosupressiv davolash talab etiladi.

Genetik jigar kasalliklari esa tug‘ma yoki nasldan-naslga o‘tuvchi kasalliklardir. Ular orasida Vilson-Konovalov kasalligi (organizmda mis to‘planishi), gemoxromatoz (temir to‘planishi), alfa-1-antitripsin yetishmovchiligi kabi holatlar bor. Bu kasalliklarda moddalar jigar hujayralarida to‘planib, ularni shikastlaydi va surunkali zararga olib keladi. Ular odatda maxsus genetik testlar yordamida aniqlanadi va umrbod davolash yoki parhez talab etadi.

Bundan tashqari, jigar qon aylanishining buzilishi bilan bog‘liq kasalliklar ham mavjud. Masalan, Budd-Kiari sindromi — jigar venalarining trombozi tufayli jigar qon aylanishi buziladi. Bu holat jigar hujayralarining kislorod bilan ta’minlanishini kamaytiradi va nekroz jarayonlariga olib keladi. Shuningdek, yurak yetishmovchiligi ham jigar faoliyatiga salbiy ta'sir ko'rsatadi, bu holatda jigar venoz kongestiyaga uchraydi.

Yuqorida sanab o'tilgan barcha jigar kasalliklari klinik ko'rinishlariga ko'ra ham turlicha namoyon bo'ladi. Ularda sariqlik, qorin bo'shlig'ida og'riq, umumiy holsizlik, qorin bo'shlig'ida suyuqlik to'planishi (ascit), jigar sathining o'zgarishi, qon ivishining buzilishi kabi belgilari bo'lishi mumkin. Ko'plab kasalliklar dastlabki bosqichlarda bebelgi kechishi bilan xavfli hisoblanadi, chunki bemor jigarining zararlangani haqida kech bilib qoladi.

Shu nuqtai nazardan olib qaraganda, jigar kasalliklarini nafaqat simptomlariga, balki ularning patogenezi, kelib chiqish sababi, morfologik o'zgarishlari, funktsional buzilishlari va oqibatlariga qarab ham klasifikatsiya qilish muhimdir. Shuningdek, kasallikning kechish sur'ati, jiddiylik darajasi va bemorning umumiy holatiga qarab tasniflar ishlab chiqilgan. Masalan, jigar yetishmovchiligi bo'yicha akut va surunkali shakllar, yengil, o'rta va og'ir darajadagi formalar ajratiladi.

Yana bir muhim jihat — bu jigar kasalliklarini laborator va instrumental diagnostika usullari asosida farqlash. Biokimyoviy qon tahlillarida jigar fermentlarining (ALT, AST, ALP, GGT), bilirubin miqdorining oshishi, albumin kamayishi kuzatiladi. Instrumental usullar, jumladan, ultratovush tekshiruvi, elastografiya, MRT va biopsiyalar bilan morfologik o'zgarishlar aniqlanadi. Bu ma'lumotlar esa kasallikning aniqligini tasdiqlash, bosqichini aniqlash va davolash taktikasini belgilash uchun juda muhim hisoblanadi.

Shu tarzda jigar kasalliklari turlari juda keng bo'lib, ularni to'g'ri aniqlash va to'g'ri tasniflash shifokor uchun kasallikni samarali davolashda asosiy poydevor hisoblanadi. Har bir tasniflash usuli ma'lum holatlar uchun qulaylik yaratadi, shuning uchun ularni birgalikda qo'llash kasallik haqida to'liq tasavvur hosil qilishga yordam beradi.

Jigar kasalliklarini tasniflashda zamonaviy yondashuv faqat morfologik va klinik mezonlargagina asoslanmaydi. Bugungi kunda molekulyar-biologik va genetik ma'lumotlar asosida ham jigar kasalliklarini chuqurroq turkumlash imkoniyati yaratilgan. Bu esa ayniqsa irsiy va metabolik kasalliklarni aniqlashda muhim ahamiyat kasb etmoqda. Masalan, gepatit C virusining genotiplari bo‘yicha tasnifi kasallikning kechishi, davolash samaradorligi va retsidiv xavfini aniqlashda muhim omilga aylangan. Shu boisdan, klinik amaliyotda jigar kasalliklarining har tomonlama baholanishi — sababi, kechish shakli, morfologiyasi va molekulyar xususiyatlariga ko‘ra — eng to‘g‘ri yondashuv hisoblanadi.

Jigar kasalliklarining turlari orasida jahon bo‘yicha eng ko‘p tarqalgan va o‘lim darajasi yuqori bo‘lganlaridan biri bu **virusli gepatitlar** hisoblanadi. Gepatit B va C viruslari butun dunyoda millionlab insonlarning sog‘lig‘iga jiddiy tahdid solmoqda. Ushbu kasalliklarning asosiy xususiyati shundaki, ular ko‘pincha surunkali shaklga o‘tadi va ko‘p yillik jarayon davomida jigar sirroziga yoki gepatosellulyar karsinoma (jigar saratoni)ga olib keladi. Gepatit B virusiga qarshi vaksina mavjud va bu orqali infeksiyani oldini olish mumkin, ammo C virusiga qarshi hali samarali emlash yo‘q. Shu sababli ushbu turdagi kasalliklarda erta diagnostika va to‘g‘ri antiviral terapiya o‘ta muhim.

Keng tarqalgan boshqa bir guruh — bu **yog‘li jigar kasalliklari**. Bular ikki asosiy turga bo‘linadi: alkogolga bog‘liq yog‘li jigar kasalligi (AFLD) va alkogolsiz yog‘li jigar kasalligi (NAFLD). Ikkinchisi so‘nggi yillarda ayniqsa rivojlangan va rivojlanayotgan mamlakatlarda ortiqcha vazn, noto‘g‘ri ovqatlanish va harakatsiz turmush tarzining ko‘payishi bilan kuchli o‘sishga erishdi. NAFLD ko‘pincha metabolik sindrom, 2-tip qandli diabet, arterial gipertenziya va dislipidemiya bilan bog‘liq bo‘lib, surunkali jigar yallig‘lanishiga olib keladi. Bu jarayon natijasida steatohepatit paydo bo‘ladi va bu holat sirrozgacha rivojlanishi mumkin. Shuning uchun jigar kasalliklarini klasifikatsiya qilayotganda turmush tarzi omillari ham alohida e’tiborga olinadi.

Autoimmun gepatit jigar to‘qimalariga qarshi o‘z immun tizimi tomonidan rivojlanadigan yallig‘lanishli kasallik bo‘lib, kam uchrasa-da, og‘ir kechadigan patologiyalardan hisoblanadi. Uning aniqlanishi uchun serologik belgilar, ya’ni antinuklear antitanachalar (ANA), silliq mushaklarga qarshi antitanachalar (SMA) va boshqa autoimmun markerlar aniqlanadi. Bu kasallikda immunosupressiv terapiya — ayniqsa kortikosteroidlar va azatioprin qo'llaniladi. Bu esa kasallikni nazorat ostida ushlab turish va sirrozga o'tishining oldini olish imkonini beradi.

Jigar saratoni — bu ko'pincha surunkali jigar kasalliklari fonida, ayniqsa gepatit B, C va sirroz bilan og'rigan bemorlarda rivojlanadigan xavfli o'sma. Uni o'z vaqtida aniqlash uchun alpha-fetoprotein (AFP) kabi tumor markerlar, shuningdek, MRT yoki KT kabi yuqori aniqlikdagi vizual tekshiruvlar qo'llaniladi. Saraton jigar kasalliklarining so'nggi, og'ir va ko'pincha o'lim bilan yakunlanuvchi shakli bo'lib, u qanchalik erta aniqlansa, davolash imkoniyatlari shunchalik yuqori bo'ladi. Shu boisdan gepatit va sirroz bilan kasallangan bemorlar doimiy ravishda skrining nazoratidan o'tib turishi zarur.

Yana bir muhim toifa — **jarrohlik yoki fiziologik sharoitlar bilan bog'liq jigar kasalliklari**. Masalan, homiladorlik davrida yuzaga keladigan intrahepatik xolestaz, jigar yog'lanishi yoki gepatogestozlar qisqa muddatli, ammo jiddiy bo‘lishi mumkin. Shuningdek, jigar travmalari, jigar shishlari va kistalari ham klinik jihatdan muhim hisoblanadi. Ularning tasnifi odatda lokalizatsiya, o‘sish sur’ati, morfologiyasi va xavflilik darajasi asosida amalga oshiriladi.

Klinik amaliyotda jigar kasalliklarini **MELD** (Model for End-Stage Liver Disease) yoki **Child-Pugh** klassifikatsiya tizimlari asosida baholash ham keng qo‘llaniladi. Bu tizimlar bemorning qon ko‘rsatkichlari, ascit mavjudligi, ensefalopatiya darajasi va boshqa klinik belgilar asosida jigar yetishmovchiligini aniqlashda yordam beradi. Ushbu tizimlar ayniqsa jigar transplantatsiyasi ehtimolini baholashda qo‘llaniladi va bemorning hayot sifatini aniqlash uchun muhim ko‘rsatkichlar beradi.

Yana bir murakkab jihat — **kombinatsiyalashgan jigar kasalliklari**, ya’ni bir nechta etiologik omillar birgalikda ishtirok etadigan holatlar. Masalan, gepatit C virusi bilan birga alkogol iste’moli bo‘lgan bemorlarda kasallik tezroq rivojlanadi va og‘irroq kechadi. Yoki NAFLD fonida gepatit B virusi bo‘lgan bemorlarda steatohepatit va sirroz xavfi yuqori bo‘ladi. Bu holatlar jigar kasalliklarini faqat bitta sababi asosida emas, balki kompleks mezonlar asosida baholash zarurligini yana bir bor ko'rsatadi.

Zamonaviy jigar kasalliklarini tasniflashda **fibroz darajasini** aniqlash ham asosiy o'rin egallaydi. Fibroz — bu jigar to'qimasida biriktiruvchi to'qimalarning ortib borishi bo'lib, bu jarayon vaqt o'tishi bilan sirrozga olib keladi. Fibrozning darajalari F0 dan F4 gacha baholanadi va bu ko'rsatkichlar asosida davolash rejasi tuziladi. Hozirgi kunda invaziv bo'lmagan usullar orqali fibroz darajasini aniqlash imkoniyati bor: FibroScan, elastografiya, biomarkerlar tahlili shular jumlasidan.

Umuman olganda, jigar kasalliklarini to'g'ri turkumlash klinik amaliyotda hal qiluvchi ahamiyatga ega. Bu nafaqat to'g'ri tashxis qo'yish, balki davo taktikasini aniqlash, kasallik prognozini baholash va bemor hayot sifatini yaxshilash imkonini beradi. Har bir kasallik turi o'ziga xos yondashuvni talab qiladi. Shuningdek, har bir bemorning umumiy sog'ligi, yoshi, jinsiy xususiyatlari, boshqa kasalliklari bilan bog'liq holatlar ham hisobga olinadi. Shuning uchun ham jigar kasalliklarining turlari haqida to'liq va chuqur bilimga ega bo'lish zamonaviy tibbiyotda zarurat darajasiga chiqdi.

Jigar kasalliklarining ko'plab turlari mavjud bo'lsa-da, ularni to'g'ri klasifikatsiya qilish orqali har bir bemorga individual yondashuv taqdim etish mumkin. Kasalliklarning og'irlik darajasi, kechish tezligi va davolashga javob qaytarishiga ko'ra baholash tizimlari har bir holatda optimal qaror qabul qilishga yordam beradi. Bunday yondashuv faqat kasallikni aniqlash va davolashda emas, balki uni oldini olish strategiyasini ishlab chiqishda ham beqiyos ahamiyat kasb etadi. Shu sababli jigar kasalliklarining tasnifi doimiy ravishda yangilanib, yanada mukammal tizimlarga aylantirilmoqda.

3-Mavzu. Jigar Kasalliklarining Sabablari

Jigar kasalliklarining paydo bo‘lishida turli omillar rol o‘ynaydi. Bu sabablar biologik, kimyoviy, infeksion, genetik, metabolik va tashqi muhit omillari bo‘lishi mumkin. Quyida asosiy sabablar guruhlari va ularning jigarga ta’siri batafsil ko‘rib chiqiladi.

Birinchidan, **virusli infeksiyalar** — jigar kasalliklarining eng keng tarqalgan va xavfli sabablari sifatida ajralib turadi. Virusli gepatitlar (A, B, C, D, E) jigar to‘qimalarini yallig‘lantirib, hujayra zararlanishiga olib keladi. Masalan, gepatit B va C viruslari uzun muddat davom etishi mumkin va surunkali gepatitga, sirroz va hatto jigar saratoniga olib keladi. Viruslar hujayra ichiga kirib, hujayra genetik materialini buzadi, immun javobni faollashtiradi va hujayra nekrozini keltirib chiqaradi.

Ikkinchidan, **alkogol** — ko‘p yillik ichish jigar kasalliklarining muhim omili. Alkogol organizmda acetaldegidga aylanadi, bu esa hujayralar uchun toksik bo'lib, oksidlovchi stressni kuchaytiradi, lipid peroksidlanishni oshiradi va hujayra membranalarini zararlaydi. Natijada jigar yog'lanishi, yallig'lanish va sirroz rivojlanadi.

Uchinchidan, **xemiyaviy moddalar va dori vositalari** (hepatotoksinlar) ham jigarga zarar yetkazadi. Ayrim dorilar ayniqsa xavf tug'diradi — masalan, paratsetamol ortiqcha dozalarda, antibiotiklar (masalan, amoksilin-k lavulanat), anti-rhematik vositalar, izoniazid, statinlar va boshqa ko'plab moddalar. Ushbu dorilar jigarda metabolizatsiyalanadi va ularning byproduktlari hujayralarga toksik ta'sir ko'rsatadi. Shuningdek, ba'zi o'simlik dorilari va oziq-ovqat qo'shimchalari ham zararli bo'lishi mumkin.

To'rtinchidan, **metabolik buzilishlar** — ayniqsa yog'li jigar kasalligi (NAFLD, MASLD) — jigar kasalliklarining asosiy sababi bo'lib qolmoqda. Semizlik, insulin qarshiligi, qandli diabet, dislipidemiya (xolesterin va triglitseridlarning yuqori bo'lishi) kabi holatlar yog' hujayralarining jigarda to'planishiga olib keladi. Yog' to'planishi jigar yallig'lanishi (steatohepatit) jarayoniga o'tishi mumkin va bu so‘nggi bosqichlarda jigar tolali o‘zgarishlari (fibroz) va sirrozni keltirib chiqaradi.

Beshinchidan, **autoimmun jarayonlar** — immun tizim organismning o‘z jigar to‘qimasini begona deb tanib, hujayralarga hujum qiladi. Bu holatda autoimmun gepatit rivojlanishi mumkin. U avtomatik antitelalar (masalan, ANA, SMA) orqali aniqlanadi. Ushbu jarayon yallig‘lanish, nekroz va tolali o‘zgarishlarga olib keladi.

Oltinchidan, **genetik va irsiy kasalliklar** jigar funktsiyasini buzadigan muhim omillardir. Masalan, **Wilson kasalligi** (organizmda mis to‘planishi), **gemoxromatoz** (temir ortiqcha to‘planishi), **alpha-1 antitripsin yetishmovchiligi**, **glycogen storage kasalliklari** va boshqa nasldan o‘tuvchi metabolik buzilishlar jigar hujayralarida toksik moddalar to‘planishiga va hujayra zararlanishiga olib keladi.

Yettinchidan, **qon aylanishi buzilishlari va venoz oqimining yomonlanishi** ham jigar faoliyatini susaytiradi. Misol uchun, Budd-Chiari sindromi — jigar venalarining trombozi bilan ifodalanadi va jigar hujayralariga kislorod yetkazilishini buzadi. Shu bilan birga, yurak yetishmovchiligi natijasida jigar passiv kongestiyaga uchrashi mumkin.

Sakkizinchidan, **metabolik endotoksinlar va mikrobiota disbiozi** kabi past darajadagi yallig'lanish omillari ham jigar faoliyatini yomonlashtirishi mumkin. Ichaklarda bakteriyalarning buzilishi natijasida endotoksinlar qonni orqali jigarga yetib boradi va yallig'lanish reaktsiyalarini keltirib chiqaradi.

To'qqizinchidan, **diet, ovqat tarkibi va turmush tarzi omillari** — yuqori yog'li, shakarli ovqatlar, ortiqcha kaloriya, kam jismoniy faollik — jigarni ortiqcha yuk bilan ta'minlaydi va metabolik buzilishlarni kuchaytiradi. Shuningdek, yuqorida qayd etilgan yog'li jigar kasalligining rivojlanishida bu omillar muhim rol o'ynaydi.

O'ninchidan, **ekologik va kimyoviy ziyonlar** — sanoat ifloslanishi, pestitsidlar, tirik organik erituvchilar, og'ir metallar (masalan, kadmiy, arsen, sink) kabi moddalar ham jigarga toksik yuk tushiradi va hujayralarga zarar yetkazadi.

Umuman olganda, jigar kasalliklarining sabablari bir-biri bilan bog'liq bo'lishi mumkin:

masalan, genetik moyillik mavjud bo‘lsa, ortiqcha yog‘, dori va alkogol ta’siri tezroq zarar keltiradi. Shu sababli, kasallikning paydo bo‘lishi ko‘p omillar to‘qimalashgan jarayon sifatida yuzaga keladi.

Jigar kasalliklarining sabablari haqida ilgari keltirilgan omillarni chuqurroq misollar va qo‘shimcha ma’lumotlar bilan boyitish muhimdir. Quyida har bir sabab guruhi bo‘yicha qo‘shimcha misollar va molekulyar mexanizmlar ko‘rib chiqiladi.

Birinchidan, virusli gepatitlar bo‘yicha misollarni kengaytirish mumkin. Masalan, gepatit D virus faqat gepatit B bilan birga bo‘lgan hollarda ishtirok etadi va kasallikni og‘irlashtiradi. Viruslar hujayra ichiga kirib, replikatsiyalanadi, hujayra omborini buzadi va immun tizim hujayralariga hujumga sabab bo‘ladi. Ularning genotiplari (masalan, gepatit C genotiplari 1, 2, 3, 4) kasallik kechishi, davolashga javobi va prognozini belgilaydi.

Ikkinchidan, alkogol bilan bog‘liq mexanizmlar yanada batafsilroq. Spirtli ichimliklar organizmda asosan gepatik dehidrogenaza orqali etanolni asetaldegidga aylantiradi. Asetaldegid esa hujayralar uchun reaktiv kislorod turlarini (ROS) hosil qiladi, bu eritma hosil bo'lishga, lipid peroksidlanishga va hujayra shikastlanishiga olib keladi. Shu bilan birga, spirtli ichimliklar ozuqa moddasini buzishi, vitamin va antioksidant yetishmovchiligi, darazali immun ta'sirlar orqali jigarni yana ko'proq zaiflashtiradi.

Uchinchidan, dori-hepatotoksin mexanizmlarini kengaytirish. Masalan, paratsetamolning ortiqcha dozasi glutatyon zaxiralarini tugatadi va N-acetil-p-benzochinonimin kompaniyasi hujayralarga toksik bo'lib ta'sir qiladi. Boshqa dori moddalari (statinlar, antibiotik kombinatsiyalari, antitumor vositalar) biotransformatsiya jarayonida zararli metabolitlar hosil qiladi. O'simlik dorilaridan ba'zilari (kava, chaparral va b.) hepatotoksik bo'lishi ma'lum.

To'rtinchidan, yog' to'planishi va metabolik buzilishlarning molekulyar sabablari. Insulin qarshiligi mavjud bo'lsa, jigar hujayralariga glyukoza qabul qilinish kamayadi, lekin lipogenez (yog' sintezi) kuchayadi. Bu holatda triglitseridlar yig‘ila boshlaydi. Yog‘ hujayralarida chalkashlik kuchaysa, adipokinlar (masalan, leptin, adiponektin) va yallig‘lanish sitokinlari (TNF-α, IL-6) ko‘payadi, bu esa steatohepatit jarayonini qo‘zg‘atadi. So‘nggi bosqichda tolali o‘zgarishlar va sirroz paydo bo‘lishi mumkin.

Beshinchidan, autoimmun gepatitda genetik predispozitsiya va atrof-muhit omillari birlashadi. Masalan, ba’zi HLA genotiplari (masalan, HLA-DR3, HLA-DR4) kasallikka moyillikni oshiradi. Viruslar, toksinlar yoki kimyoviy moddalarning boshlovchi rol o‘ynashi mumkin. Immun tizim o‘z jigar hujayralarini begona deb tanib, ularni hujumga boshlaydi, bu esa surunkali yallig‘lanishga va hujayra zararlanishiga olib keladi.

Yana bir muhim sabab — **oksidativ stress va erkin radikallar**. Jigar faoliyatida oksidativ stress rol o‘ynaydi — ortiqcha reaktiv kislorod turlari hujayra membranalarini buzadi, lipid peroksidlanishni kuchaytiradi va hujayra o‘limini qo‘zg‘atadi. Bu jarayon dori vositalari, alkogol, yallig‘lanish va metabolik buzilishlar bilan birga kuchayadi.

Genetik kasalliklarda, masalan, Wilson kasalligi, organizmda misning ortiqcha to'planishi hujayralarda oksidativ stressni oshiradi, mitoxondrial funktsiyaga zarar yetkazadi va hujayra o'limiga olib keladi. Gemoxromatozda esa temir to'planishi oksidativ stress va lipid peroksidlanishni yuzaga keltiradi.

Qon aylanishi buzilishlari, masalan Budd-Chiari sindromi yoki port venoz bosimining oshishi — bu holatlar jigar hujayralarining kislorod bilan yetarli ta'minlanmasligiga sabab bo'ladi. Natijada hujayra apoptozga uchrashi yoki nekrozga olib keladi.

Toksinlar va ekologik zararlar mexanizmlari jihatdan ham ahamiyatlidir. Misol uchun, og'ir metallar, polixlorinlashtirilgan bifenillar, solventlar va pestitsidlar jigar ferment tizimlarini sintezini buzadi, glutatyon zaxirasini kamaytiradi va oksidativ stressni oshiradi.

Oxirgi jihatdan, turmush tarzi sabablari: noto'g'ri ovqatlanish (yuqori yog', shakar, trans yog'lar), uzoq vaqt o'tirish, uyqusizlik, chekish va ortiqcha kaloriya iste'moli jigar metabolizmini yomonlashtiradi. Bu omillar yog' to'planishini, insulin qarshiligini va yallig‘lanishni kuchaytiradi, natijada jigar funktsiyasi buziladi.

4-Mavzu. Jigar Kasalliklarining Belgilari va Diagnostikasi

Jigar kasalliklari dastlab noaniq belgilar bilan boshlangan bo‘lishi mumkin. Ko‘plab bemorlar kasallikning erta bosqichlarida o‘zini faqat charchoq, umumiy holsizlik, isitma yoki ishtahasi pasaygani orqali namoyon bo‘lishi mumkin. Biroq kasallik rivojlangach, aniq klinik simptomlar paydo bo‘ladi va simptomatik rasm asta-asta to‘la shakl oladi.

Klinik belgilar asosan jigar hujayralari zararlanadigan, safro yo‘llari to‘silib qolgan va portal gipertenziya rivojlangan holatlarga bog‘liq bo‘ladi. Hepatotsellular tipda, jigar hujayralariga asosiy zarbalar beriladi, shuning uchun bemorlar ko‘pincha og‘irlik hissi (ko‘pincha o‘ng yuqori qismda), diskomfort, qusish, oshqozon bezovtaligi, ishtahaning yo‘qolishi, charchoq, kuchsizlanish, ba’zan tana vaznining pasayishi bilan murojaat qiladi. Jigar fermentlari (AST, ALT) qondagi miqdori oshadi — bu laborator tahlillarda aniqlanadi. Ba'zan og'riq qusinish va muskullar og'rig'i bilan birga kelishi mumkin.

Xolestatik tipda, safro oqimi buzilganda, simptomlar asosan qon va to'qimalardagi safro moddalarining ortiqcha to'planishiga bog'liq bo'ladi. Bunda bo'ladigan belgilar quyidagilar: terida va ko'z oqida sariqlik, qorong'i siydik, ochrangina najas, toksik moddalar bilan bog'liq qichima (pruritus). Qichima ko'p hollarda bemorning unumdorligini pasaytiradi va kasallik bankompli kechishini ko'rsatadi. Ushbu holatda ALP (alkalik fosfataza), GGT fermentlari ham oshadi.

Agar portal gipertenziya rivojlangan bo'lsa, bemorlarda qorin bo'shlig'ida suyuqlik yig'ilishi (ascit), qorin venalarining kengayishi (caput medusae), varikoz tomirlar belgisi, ba'zida o'pkada suyuqlik yig'ilishi bo'lishi mumkin. Jigar yetishmovchiligi belgilaridan biri bo'lgan ensefalopatiya — ong buzilishi, xotiraning yomonlashishi, uyquchanlik, ba'zan koma holati — ham kuzatiladi. Shuningdek, qon ivishining buzilishi, burun qonashi, ichki qon ketish xavfi oshishi ham mumkin.

Fizik tekshiruvda jigar kattaligi (hepatomegaliya) aniqlanishi mumkin; u o‘ng yuqori qorin qismida norozilik, chetga surilishi bilan sezilishi mumkin. Qorin bo‘shlig‘ida shish bo‘lsa, suyuqlik signali (fluid wave) tekshiriladi. Teri va ko‘z oqida sariqlik bo‘lsa, bu safro yo‘llarining to‘silishi yoki jigar ichidagi bilirubin chiqishi buzilganligini ko‘rsatadi. Ba’zan qo‘ltiq, bilak osti venalar kengaygan bo‘lishi, oyoqlarda shish boshi kuzatilishi mumkin.

Klinik belgilar va fizik tekshiruv natijalari kombinatsiyalashgan holda laborator va instrumental diagnostikaga yo‘naltiriladi. Bemor tarixida alkogol iste’moli, dori vositalari qabul qilgani, virus yuqish ehtimoli, oilaviy jigar kasalligi tarixi, metabolik kasalliklar (diabet, semizlik) bo‘lishi muhim ma’lumotlardir. Shuningdek, bemorning surunkali kasalliklari, dori qabul qilishi, og‘riqli simptomlar boshlanish va davri, og‘irlik yo‘qotish va boshqa qo‘shimcha holatlar aniqlanadi.

Laborator tekshiruvlar jigar funktsiya testlarini o‘z ichiga oladi: **AST (aspartat aminotransferaza), ALT (alanin aminotransferaza), ALP (alkalik fosfataza),**

GGT (gamma-glutamil transpeptidaza), umumiy va konjuglangan bilirubin, albumin, umumiy oqsillar, protrombin va INR, shuningdek ammonyak, glukoza, lipidlar. Bundan tashqari, **viral markerlar** — HBsAg, anti-HBc, anti-HCV — virusli gepatitni aniqlash uchun juda muhimdir. Autoimmun markerlar (ANA, SMA, LKM) esa autoimmun gepatit ehtimolini baholashda qo'llanadi. Genetik testlar esa irsiy kasalliklar ehtimolini tekshirishda zarur bo'lishi mumkin.

Instrumental diagnostika eng muhim bosqichlardan biridir. Eng keng qo'llaniladigan usul — **ultratovush (USG)**. USG orqali jigar hajmi, struktura, echogenlik o'zgarishi, yumshoq to'qimalarning bir hil bo'lmasligi (nodulyar struktura), yog'li to'planish belgilarini ko'rish mumkin. Doppler USG esa jigar venalari va portal sistema orqali qon oqimini baholaydi. Agar qo'shimcha ma'lumot kerak bo'lsa, **kompyuter tomografiya (CT)** yoki **magnit-rezonans tomografiya (MRI)** qo'llaniladi; ular yordamida jigar o'smalari, metastazlar, tuzilish anomaliyalarini ko'rish mumkin.

So‘nggi yillarda **elastografiya** (Transient Elastography, Shear Wave Elastography) keng tarqaldi. Bu usul jigar to‘qimasining qattiqligini o‘lchaydi va fibroz darajasini non-invaziv baholash imkonini beradi. MRI elastografiya (MRE) yanada aniqlik beradi va sirroz bosqichini aniqlashda foydalaniladi. Boshqa yondashuv — **FibroTest** yoki boshqa serum biomarker kombinatsiyasi — bu jigar fibrozini baholashda qo‘shimcha diagnostika vositasi sifatida ishlatiladi va biopsiya o‘rniga qisman alternativa bo‘lishi mumkin.

Agar kasallik aniqlash zarur bo‘lsa va boshqa metodlar yetarlicha ma’lumot bera olmasa, **jigar biopsiyasi** tanlanadi. Biopsiya orqali jigar hujayralarining mikroskopik o‘rganilishi, yallig‘lanish darajasi, hujayra nekrozi, tolali o‘zgarish (fibroz) bosqichi aniqlanadi. Biopsiya xavfi qon ketishi, og‘riq, asorat ehtimoli bo‘lgani uchun ehtiyotkorlik bilan amalga oshiriladi. Shuningdek, ayrim klinikalarda **LiMAx testi** (13C-metacetin metabolizmi) qo‘llaniladi — bu jigarning funktsional quvvatini baholash imkonini beradi va nisbatan yangi, alohida vazifaga ega diagnostik vositadir. Bu test operativ jarrohlikdagi xavfni baholashda foydali bo'lishi mumkin.

Bunday diagnostika tizimi klinik ma'lumot, laborator tahlillar, instrumental tekshiruv va ehtiyojga ko'ra biopsiyadan iborat kompleks yondashuvni talab qiladi. Har bir diagnostika usuli o'zining afzalliklari va cheklovlariga ega. Klinik belgilar — bemorning alomatlari va anamnez ma'lumotlari — birinchi bosqich bo'lishi kerak, lekin yakuniy tashxis uchun laborator va instrumental usullar zarur.

Jigar kasalliklarining belgilarini to'g'ri baholash, ularni boshqa kasalliklardan ajratish va aniqlik kiritish — davolashning birinchi bosqichi hisoblanadi. Diagnostika jarayonida har bir klinik belgi yoki laborator parametr alohida emas, balki kompleks tarzda ko'rib chiqiladi. Aynan shu yondashuv jigar kasalliklarini erta aniqlashga va to'g'ri davolash strategiyasini ishlab chiqishga imkon beradi.

Jigar kasalliklarining diagnostikasida zamonaviy laborator va instrumental usullar bilan bir qatorda, vizual belgilarning ham muhim o'rni bor. Vizual belgilar deb ko'z bilan ko'rinadigan yoki oddiy ko'rikda aniqlanadigan simptomlar tushuniladi. Masalan, ko'z oqi va terining sariqligi — gepatit, xolestaz yoki jigar sarsimon o'smalari belgisi bo'lishi mumkin. Og'izda achchiq ta'm, tilda oq qoplama, oyoq-qo'llarda shish, qorin bo'shlig'ida suyuqlik (ascit), ko'krak sohasida "jigar yulduzchalari" — teleangiektaziyalar, kaftlarning qizarishi (palmar eritema) — bularning barchasi jigar yetishmovchiligining ko'rinishlaridir.

Bundan tashqari, erkaklarda gormonal disbalans natijasida ginekomastiya, ayollarda esa hayz davrining buzilishi kuzatiladi. Bemorning ovozida pasayish, ongning chalkashligi, xotira va fikrlashda sustlik — jigar ensefalopatiyasining erta belgilaridan biri hisoblanadi. Bu simptomlar kuchaysa, bemor o'zini tutolmaydigan holatga keladi, ba'zida jiddiy nevrologik holatlarga olib kelishi mumkin. Bu jarayonlar giperoamonemiya bilan bog'liq, ya'ni jigar ammonyakni zararsizlantira olmaydi.

Jigar kasalliklarini aniqlashda laborator usullar ichida funktsional testlar asosiy o'rinni egallaydi. AST va ALT fermentlari, asosan jigar hujayralarining shikastlanish darajasini ko'rsatadi.

ALT jigarda ko‘proq joylashgan bo‘lsa, AST yurak va mushak to‘qimalarida ham bo‘lishi mumkin, shuning uchun bu fermentlarning nisbati — de Ritis koeffitsiyenti — ayrim holatlarni farqlashda yordam beradi. Masalan, bu koeffitsiyent sirrozda 1 dan katta bo‘ladi, gepatitda esa odatda kichikroq bo‘ladi.

Bilirubin darajasi — jigar safro pigmentlarini to‘g‘ri ajrata olayaptimi yo‘qmi, degan savolga javob beradi. Agar umumiy bilirubin ko‘tarilgan bo‘lsa, bu safro ajralishining buzilganidan dalolat beradi. Konjugatsiyalangan va konjugatsiyalanmagan bilirubinning nisbati kasallikning turiga bog‘liq: gepatitlarda ko‘pincha ikkisi ham oshadi, xolestazda esa konjugatsiyalangan ko‘proq bo‘ladi.

Albumin darajasi jigar tomonidan oqsil ishlab chiqarilishining qanchalik buzilganini ko‘rsatadi. Agar albumin past bo‘lsa, bu sirroz yoki surunkali jigar yetishmovchiligi belgisi hisoblanadi. Xuddi shuningdek, protrombin va INR darajalari ham jigar tomonidan qonni ivituvchi moddalarning ishlab chiqarilish darajasini ko‘rsatadi. INR yuqori bo‘lsa, qon ketish xavfi oshadi, bu esa jigar yetishmovchiligiga dalolat beradi.

GGT va ALP fermentlari esa safro yo‘llari bilan bog‘liq muammolarni aniqlashda yordam beradi. Ular xolestaz, ya’ni safro oqimining buzilishi holatida juda yuqori bo‘lishi mumkin. Ayniqsa GGT alkogolga bog‘liq kasalliklarda sezilarli oshadi. Agar bu fermentlar ALT va AST bilan birga ko‘tarilgan bo‘lsa, bu kombinatsiya jigar kasalligining og‘ir holatini bildiradi.

Instrumental tekshiruvlar ichida ultratovush (USG) asosiy rol o‘ynaydi. USG yordamida jigar o‘lchami, zichligi, tuzilmasi, nodulyar yoki bir hil emasligi, vena va safro yo‘llarining holati baholanadi. Shuningdek, USG orqali qorin bo‘shlig‘ida suyuqlik bor-yo‘qligi, o‘smalar, metastazlar yoki kistalarning mavjudligi aniqlanadi. Doppler ultratovush tekshiruvi esa portal venada qon oqimini aniqlashda qo‘llaniladi. Bu usul portal gipertenziyani tasdiqlash yoki inkor etishda katta ahamiyatga ega.

Agar jigar to‘qimasining holatini yanada chuqurroq o‘rganish zarur bo‘lsa, kompyuter tomografiya (KT) yoki magnit-rezonans tomografiya (MRT) buyuriladi. Bu usullar yordamida shishlar, o'smalar, gemangiomalar, sirrozdagi morfologik o'zgarishlar batafsil ko'riladi. Shuningdek, kontrast moddalardan foydalangan holda, jigarning qon bilan ta'minlanish xususiyatlari aniqlanadi.

Zamonaviy diagnostikada jigar to'qimasining qattiqligini baholash imkonini beradigan elastografiya usuli keng qo'llanilmoqda. Bu usul oddiy USG usuliga o'xshab o'tkaziladi, lekin unda jigarning zichligi o'lchanadi. Fibroz va sirrozning erta aniqlanishi uchun bu usul muhim vosita hisoblanadi. Shuningdek, MR-elastografiya yanada aniqroq natijalar beradi, ammo bu usul qimmat va hamma joyda mavjud emas.

Serologik testlar yordamida virusli gepatitlar aniqlanadi. Masalan, HBsAg (hepatit B virusining yuzaki antigeni), anti-HCV (gepatit C virusiga qarshi antitelalar), HDV, HEV, HAV markerlari orqali bemor virusli kasallikdan aziyat chekayotgan-yo'qligi aniqlanadi. Ba'zan PCR (polimeraz zanjir reaksiyasi) orqali virus DNK yoki RNK darajasi o'lchanadi.

Autoimmun gepatitni aniqlash uchun autoantitelalar: ANA (antinuklear antikor), SMA (silliq mushaklarga qarshi antikor), LKM (jigar-buyrak mikrosomal antitelalari) tekshiriladi. Agar bu markerlar musbat chiqsa, bemorga immunosupressiv davolash kerak bo'ladi.

Ayrim hollarda genetik tekshiruvlar ham zarur bo'ladi. Masalan, Wilson kasalligida ATP7B genida mutatsiya aniqlanadi, bu kasallikda jigar va miya to'qimalarida mis ortiqcha to'planadi. Bu holatda bemorda Kayser-Fleischer halqasi, ya'ni ko'z ro'dagida mis halqasi aniqlanadi.

Murakkab yoki noaniq holatlarda jigar biopsiyasi amalga oshiriladi. Bu usulda maxsus igna yordamida jigar to'qimasidan namunalar olinib, histologik tahlil qilinadi. Biopsiya yordamida yallig'lanish darajasi, nekroz, fibroz bosqichi aniq ko'riladi. Bu natijalar asosida to'g'ri davolash rejalashtiriladi. Shuningdek, jigar kasalligini aniqlashda metabolik testlar ham foydali bo'lishi mumkin. Masalan, galaktoza to'qimalardagi parchalanish darajasi, ammonyak darajasi, glikogen zaxiralari — bular jigar metabolizmining faoliyatini baholashga yordam beradi.

Jigar kasalliklari belgilari va diagnostikasi — keng ko'lamli, ko'p bosqichli, zamonaviy usullarni o'z ichiga olgan murakkab jarayon hisoblanadi. Har bir bemor alohida yondashuvni talab qiladi va shuning uchun har bir simptom, laborator natija, instrumental ko'rsatkich izchil tahlil qilinishi kerak.

5-Mavzu. Virusli Gepatitlar (A, B, C, D, E):

Xususiyatlari va Davolash Usullari

Virusli gepatitlar jigar to‘qimasiga viruslar orqali zarar yetkazuvchi infeksion kasalliklar guruhidir. Ular A, B, C, D va E turlarga bo‘linadi. Har bir virusning o‘ziga xos xususiyatlari, yuqish yo‘llari, klinik kechishi va davolash usullari mavjud bo‘lib, dunyo bo‘ylab jigar kasalliklari orasida katta o‘rin egallaydi. Virusli gepatitlarning ba’zilari o‘tkinchi kasallik sifatida kechsa, boshqalari surunkali shaklga o‘tib, jigar sirrozi va jigar saratoniga olib kelishi mumkin. Shu sababli ularni erta aniqlash va to‘g‘ri davolash muhimdir.

Gepatit A virusi (HAV) asosan fekal- og‘iz yo‘li orqali yuqadi. Bu virus bilan kasallangan odamning najasidagi virus zarralari suv, oziq-ovqat yoki ifloslangan narsalar orqali boshqalarga yuqishi mumkin. Inkubatsion davri taxminan 15 dan 50 kungacha davom etadi. Kasallik ko‘pincha o‘tkir kechadi, va ko‘p hollarda surunkasiga o‘tmaydi. Gepatit A belgilari orasida isitma, bosh og‘rig‘i, umumiy charchoq, ishtahaning kamayishi, qorinda noqulayliklar, ko‘ngil aynishi, qusish, qorong‘i siydik va terining sariqlashuvi ko‘zga tashlanadi. Odatda kasallik o‘z-o‘zidan davolanadi va maxsus antiviral terapiya talab qilinmaydi. Davolash asosan qo‘llab-quvvatlovchi bo‘lib, dam olish, suyuqlik ichish va sog‘lom ovqatlanishni o‘z ichiga oladi. Gepatit A dan emlash mavjud bo‘lib, u kasallikning oldini olishda samarali vosita hisoblanadi.

Gepatit B virusi (HBV) esa qon, jinsiy yo‘l va onadan bolaga yuqish yo‘llari orqali tarqaladi. HBV dunyoda surunkali gepatit sabablaridan eng ko‘p uchraydiganidir. Kattalarda o‘tkir infektsiya ko‘pincha o‘z-o‘zidan davolanadi, ammo surunkali infektsiya rivojlanish xavfi mavjud. Bolalar va yoshlar orasida bu xavf ancha yuqori. Surunkali HBV infeksiyasi yillar davomida jigar to‘qimasida yallig‘lanish, fibroz va oxir-oqibat sirroz rivojlanishiga olib keladi. Bundan tashqari, surunkali HBV jigar saratoni rivojlanish xavfini ham oshiradi. Kasallikni aniqlash uchun HBsAg, anti-HBc, anti-HBs kabi serologik markerlar aniqlanadi. Davolash uchun antiviral dorilar, masalan, entekavir, tenofovir ishlatiladi. Ular virusning ko‘payishini susaytiradi va jigar to‘qimasining shikastlanishini kamaytiradi. Shuningdek, gepatit B ga qarshi vaksina mavjud bo‘lib, u keng ko‘lamda profilaktika uchun ishlatiladi.

Gepatit C virusi (HCV) asosan qon orqali yuqadi, shu jumladan igna almashish, qon transfuziyasi, xavfsiz bo‘lmagan tibbiy amaliyotlar orqali tarqaladi. HCV ko‘p hollarda simptomsiz kechadi va ko‘pchilik bemorlar kasallikni uzoq vaqt bilmaydi. Kasallikning o‘tkir bosqichi kamdan-kam hollarda aniqlanadi. Eng xavflisi, HCV yuqori foizda surunkali gepatitga aylanishi mumkin, bu esa jigar sirrozi va saraton rivojlanishiga olib keladi. Diagnostikada HCV ga qarshi antitelalar va virus RNK siqilishi aniqlanadi. Zamonaviy antiviral terapiyalar, ayniqsa direkt harakat qiluvchi antiviral preparatlar (DAA), HCV ni to‘liq yo‘q qilishda yuqori samaradorlikka ega. Bu preparatlar virusning ko‘payishini to‘xtatadi va bemorlarni sog‘aytiradi.

Gepatit D virusi (HDV) faqat HBV bilan birga mavjud bo‘lganda rivojlanadi, chunki HDV o‘zining ko‘payishi uchun HBV yuzaki antigeniga muhtojdir. HDV bilan qo‘shilgan infektsiya kasallikning og‘ir va tez surunkali shaklini keltirib chiqaradi. Bu virusning mavjudligi HBV bilan kasallikni murakkablashtiradi va davolashni qiyinlashtiradi. HDV infeksiyasining oldini olish uchun birinchi navbatda HBV ga qarshi emlash muhimdir. Antiviral terapiyada bu virusga qarshi maxsus preparatlar cheklangan, ammo yaqinda bulevirtide deb nomlangan dori klinik amaliyotda qo‘llanilmoqda. Bu dori HDV ning jigar hujayrasiga kirishini to‘xtatadi va kasallikni nazorat qilishga yordam beradi.

Gepatit E virusi (HEV) ham HAV singari fekal- og‘iz yo‘li bilan yuqadi. U asosan ifloslangan suv va oziq-ovqat orqali tarqaladi. Gepatit E odatda o‘tkir kechadi va surunkali holga o‘tmaydi. Immuniteti zaiflashgan shaxslarda va homilador ayollarda kasallik og‘ir kechishi mumkin. Ayniqsa homiladorlarning oxirgi trimestrida HEV infektsiyasi jigar yetishmovchiligi va hatto o‘limga olib kelishi xavfi yuqori. Kasallikni davolash ko‘pincha simptomatik bo‘lib, qo‘llab-quvvatlovchi terapiya asosiy hisoblanadi. HEV ga qarshi vaksina mavjud bo‘lsa-da, hozirda u faqat ba’zi davlatlarda qo‘llanmoqda va keng tarqalmagan.

Virusli gepatitlarni aniqlash uchun serologik va molekulyar diagnostika usullari keng qo'llaniladi. Har bir virus uchun o'ziga xos markerlar mavjud bo'lib, ularni laboratoriya tekshiruvlarida aniqlash mumkin. Masalan, HAV uchun anti-HAV IgM, HBV uchun HBsAg, anti-HBc IgM, HCV uchun anti-HCV antitelalari va RNK testi, HDV uchun anti-HDV va RNK testi, HEV uchun esa anti-HEV IgM antitelalari aniqlanadi. Diagnostika virus turi, kasallik bosqichi va kasallik surunkali yoki o'tkir ekanligini aniqlashda muhim rol o'ynaydi.

Virusli gepatitlarda jigar biopsiyasi ham ba'zida qo'llaniladi. Bu usul orqali jigar to'qimasining yallig'lanish darajasi, fibroz bosqichi va boshqa patologik o'zgarishlar aniqlanadi. Biopsiya natijalariga qarab davolash rejalashtiriladi.

Virusli gepatitlarning har bir turi uchun davolash usullari farqlanadi va har bir kasallikning o'ziga xos klinik kechishi hamda asoratlari mavjud. Gepatit A va E odatda o'tkinchi va o'z-o'zidan davolanadigan kasalliklar hisoblanadi, shuning uchun ularda maxsus antiviral terapiya talab qilinmaydi. Biroq gepatit

B, C va D viruslariga qarshi zamonaviy terapiya yondashuvlari katta o‘zgarishlar kiritdi va ularni boshqarish uchun samarali usullar ishlab chiqildi.

Gepatit A va E viruslarida davolash asosan simptomatik bo‘lib, bemorning holatini yaxshilashga qaratiladi. Kasallik vaqtida to‘liq dam olish, ko‘p miqdorda suyuqlik ichish, ratsionga e’tibor berish muhimdir. Antibiotiklar va antiviral dorilar gepatit A va E da qo‘llanilmaydi, chunki ularning virusi o‘z-o‘zidan bartaraf etiladi. Bu viruslarga qarshi profilaktika chorasi sifatida gigiena qoidalariga rioya qilish, toza suv iste’mol qilish va immunizatsiya (faqat HAV uchun) muhimdir.

Gepatit B virusi uchun samarali profilaktika — vaksinalar hisoblanadi. Gepatit B ga qarshi emlash butun dunyoda keng qo‘llanilib, yangi tug‘ilgan chaqaloqlarga, yuqori xavf guruhidagi shaxslarga tavsiya etiladi. Surunkali gepatit B da antiviral terapiya qo‘llaniladi. Bu terapiya HBV ni ko‘payishini sekinlashtiradi, jigar shikastlanishini kamaytiradi va sirroz hamda jigar saratoni rivojlanishini oldini oladi. Eng ko‘p ishlatiladigan dorilar — tenofovir va entekavirdir. Ularning uzoq muddatli qo‘llanilishi virus yukini sezilarli darajada kamaytiradi va bemorning umumiy sog‘lig‘ini yaxshilaydi. Terapiya davomida virusga qarshi rezistentlik holatlarini oldini olish uchun shifokor nazorati zarur.

Gepatit C virusini davolashda so‘nggi yillarda inqilobiy o‘zgarishlar yuz berdi. Avvalgi interferon asosidagi terapiya noqulay va kam samarali bo‘lgan bo‘lsa, hozirgi kunda direkt harakat qiluvchi antiviral preparatlar (DAA) yordamida 95-99% hollarda virusni to‘liq yo‘q qilish mumkin. Bu preparatlar virusning ko‘payishiga to‘g‘ridan-to‘g‘ri ta’sir qiluvchi dori vositalari bo‘lib, qisqa muddatda va kam yon ta’sir bilan yuqori samaradorlikka ega. Terapiya davomida bemorlar uchun muntazam qon tekshiruvlari va virus yukini monitoring qilish zarur. Gepatit C ning davolanishi surunkali kasallikning oldini olishda muhim ahamiyatga ega.

Gepatit D virusi uchun maxsus antiviral dori vositalari kam bo‘lib, davolash ko‘pincha HBV ga qarshi terapiya bilan birgalikda amalga oshiriladi. So‘nggi paytlarda bulevirtide dori vositasi HDV infeksiyasining rivojlanishini sekinlashtirishda muhim yangilik bo‘lib xizmat qilmoqda. U virusning jigar hujayrasiga kirishini bloklaydi va kasallikning og‘irligini kamaytiradi. Shuningdek, interferon terapiyasi ba’zi bemorlarda qo‘llaniladi, lekin uning natijasi doimiy bo‘lmaydi va ko‘p yon ta’sirga ega.

Virusli gepatitlarni diagnostika qilishda serologik testlar va molekulyar usullar birgalikda qo‘llaniladi. Laboratoriya tahlillari virus turini aniqlash, kasallik bosqichini baholash va davolash samaradorligini kuzatishda asosiy ahamiyatga ega. Ko‘pincha gepatit B va C bemorlarida jigar biopsiyasi yoki elastografiya (Fibroscan) yordamida jigar to‘qimasining holati va fibroz darajasi baholanadi. Bu usullar orqali jigar sirrozi rivojlanish xavfi aniqlanib, davolash strategiyasi to‘g‘rilanadi.

Virusli gepatitlarda sog‘lom turmush tarzini saqlash, alkogoldan voz kechish, dori vositalarini ehtiyotkorlik bilan qo‘llash muhimdir. Chunki bu omillar jigar hujayralarining shikastlanishini kamaytiradi va davolash samaradorligini oshiradi. Surunkali gepatitli bemorlar muntazam ravishda shifokor nazoratida bo‘lishlari, jigar funktsiyalarini tekshirib turishlari lozim. Shu bilan birga, gepatit B va C ning ba’zi turlari jinsiy yo'l orqali ham yuqishi sababli jinsiy himoya choralarini ko'rish tavsiya etiladi.

Jahon sog'liqni saqlash tashkiloti (JSST) va boshqa xalqaro sog'liqni saqlash institutlari virusli gepatitlarning oldini olish, diagnostikasi va davolashiga doir ko'plab tavsiyalar ishlab chiqilgan. Ular asosida mamlakatlarda gepatitga qarshi emlash dasturlari, aholini xabardor qilish kampaniyalari va samarali davolash markazlari faoliyat yuritadi. Bu yondashuvlar gepatitlarning tarqalishini kamaytirishga va bemorlarning sifatli hayot kechirishiga xizmat qiladi.

Xulosa qilib aytganda, virusli gepatitlar o'zaro farq qiluvchi, ammo jiddiy jigar kasalliklarini keltirib chiqaruvchi infeksiyalar bo'lib, ularning har bir turi uchun o'ziga xos profilaktika va davolash usullari mavjud. Gepatit A va E viruslarida gigiena va emlash, B va C viruslarida esa keng qamrovli antiviral terapiya va muntazam monitoring asosiy davolash tamoyillari hisoblanadi. Gepatit D esa asosan HBV ga qarshi yondashuvlar bilan boshqariladi. Virusli gepatitlarni erta aniqlash va davolash jigar sog'lig'ini saqlash va jiddiy asoratlarni oldini olishda muhim ahamiyatga ega.

6-Mavzu. Alkogolga Bog‘liq Jigar Kasalliklari

Alkogolga bog‘liq jigar kasalliklari (ABJK) jigar to‘qimasining alkogolning toksik ta’siri ostida yuzaga keladigan patologik holatlar majmuasidir. Ushbu kasalliklar jigar uchun eng keng tarqalgan va jiddiy sog‘liq muammolaridan biri hisoblanadi. Ular orasida eng ko‘p uchraydiganlari steatoz (yog‘ to‘planishi), alkogolli gepatit va jigar sirrozi hisoblanadi. Alkogolga bog‘liq jigar kasalliklari butun dunyo bo‘ylab o‘lim sabablarining yuqori o‘rinlaridan birini egallaydi va sog‘liqni saqlash tizimlariga katta yuk tushiradi.

Alkogol jigar uchun asosiy toksik moddadir, chunki u metabolizmi jarayonida jigar hujayralariga to‘g‘ridan-to‘g‘ri zarar yetkazadi. Alkogol ichimliklarining muntazam va ko‘p miqdorda iste’moli jigar hujayralarida yog‘ moddalarning ortiqcha to‘planishiga olib keladi. Bu holat "jigar yog‘lanishi" yoki steatoz deb ataladi. Steatoz dastlabki bosqich bo‘lib, odatda klinik belgilar bilan namoyon bo‘lmaydi. Ammo bu bosqichda alkogolni to'xtatish va sog'lom turmush tarzini tiklash jigarni tiklash uchun eng samarali usuldir.

Agar alkogol iste'moli davom etsa, jigar hujayralarida yallig'lanish jarayoni rivojlanadi va alkogolli gepatit paydo bo'ladi. Bu holat jigar to'qimasida yallig'lanish va hujayra o'limiga olib keladi. Alkogolli gepatit ko'pincha og'ir kechadi, qorin sohasida og'riq, teri va ko'z sarg'ayishi, charchoq, ishtahaning yo'qolishi kabi belgilar bilan namoyon bo'ladi. Ushbu bosqichda jigar faoliyati sezilarli darajada buziladi, bu esa bemorning umumiy holatiga salbiy ta'sir ko'rsatadi. Alkogolli gepatitda davolash asosiy maqsad alkogol iste'molini to'xtatish, yallig'lanishni kamaytirish va jigar funksiyalarini qo'llab-quvvatlashdir.

Alkogolga bog'liq jigar sirrozi — bu jigar to'qimasining o'rnini qattiq birikmalar (fibroz) egallab, normal jigar tuzilishi va funksiyasi buzilishi bilan tavsiflanadigan oxirgi bosqich kasallikdir. Sirroz rivojlanishi natijasida jigar to'qimasi deformatsiyalanib, qon aylanishi yomonlashadi va jigar funktsiyalari deyarli butunlay yo'qoladi. Alkogolga bog'liq sirroz ko‘pincha uzoq muddatli, ko‘p yillik alkogol iste’moli natijasida yuzaga keladi, lekin ba’zan bu jarayon tezroq rivojlanishi mumkin. Sirroz bosqichida bemorda qorin bo‘shlig‘ida suyuqlik to‘planishi (asites), qonda toksinlar to‘planishi, ko‘ngil aynishi, qorinda og‘riq, teri va ko‘zlarning sarg‘ayishi, qon ketish holatlari kuzatiladi.

Alkogolga bog‘liq jigar kasalliklari diagnostikasi klinik ko‘rinish, laboratoriya tahlillari, jigar ultratovush tekshiruvi va ba’zan biopsiya asosida amalga oshiriladi. Laboratoriya tahlillarida jigar fermentlari (AST, ALT, GGT) darajasi oshadi, ayniqsa AST/ALT nisbatining oshishi alkogol ta’sirini ko‘rsatadi. Ushbu ko‘rsatkichlar jigar hujayralarining shikastlanishini aks ettiradi. Shuningdek, jigar to‘qimasining holatini baholash uchun elastografiya va boshqa ilg‘or diagnostik usullar qo‘llaniladi.

Alkogolga bog‘liq jigar kasalliklarining oldini olishda eng muhim omil bu alkogol iste’molini nazorat qilish va to‘xtatishdir. Bemorlarni alkogoldan voz kechishga undash, psixologik yordam ko‘rsatish, alkogolizmga qarshi muolajalar olib borish jigar kasalliklarini kamaytirishda katta ahamiyatga ega. Bundan tashqari, sog'lom turmush tarzi, to'g'ri ovqatlanish, jismoniy faollik jigar sog'ligini qo'llab-quvvatlaydi.

Alkogolga bog'liq jigar kasalliklari davolashda kompleks yondashuv talab etiladi. Dastlabki bosqichlarda, ya'ni steatoz va yengil alkogolli gepatitda, alkogolni to'xtatish va ratsionni o'zgartirish yetarli bo'ladi. Biroq sirroz rivojlangan hollarda davolash yanada murakkablashadi va jigar funktsiyasini saqlash, asoratlarni kamaytirish uchun maxsus dorilar, parenteral terapiya va ba'zida jigar ko'chirib o'tkazish amaliyoti talab qilinadi. Sirrozning oxirgi bosqichlarida jigar transplantatsiyasi — yagona samarali davolash usuli hisoblanadi.

Alkogolga bog'liq jigar kasalliklari nafaqat jigar bilan bog'liq muammolarni keltirib chiqaradi, balki butun organizm tizimlariga salbiy ta'sir ko'rsatadi. Masalan, alkogol metabolizmi natijasida organizmda toksik moddalarning to'planishi, qonda lipidlar va boshqa moddalar almashinuvida buzilishlar yuzaga keladi. Bu esa yurak-qon tomir kasalliklari, pankreatit, oshqozon-ichak traktining yallig'lanishi kabi boshqa kasalliklarni keltirib chiqaradi. Shuning uchun ABJK ni davolashda faqat jigar bilan bog'liq muolajalar bilan cheklanib qolmasdan, bemorning umumiy holatini yaxshilashga harakat qilinadi. Shuningdek, alkogolga bog'liq jigar kasalliklarining rivojlanishida genetik va atrof-muhit omillari ham muhim rol o'ynaydi. Ba'zi odamlar boshqalarga qaraganda alkogol ta'siriga ko'proq sezgir bo'lib, jigar kasalliklariga moyilroq bo'lishi mumkin. Genetik predispozitsiyalar, jigarning oldingi holati, oziqlanish darajasi, virusli gepatit bilan birgalikdagi infeksiyalar kasallikning og'irligini oshiradi. Bu esa davolash strategiyasini aniqlashda inobatga olinadi.

Alkogolga bog'liq jigar kasalliklari — jiddiy va keng tarqalgan muammo bo'lib, ularning oldini olish va davolashda birinchi navbatda alkogolni cheklash, sog'lom turmush tarzini qo'llab-quvvatlash va zamonaviy diagnostika usullaridan samarali foydalanish muhimdir. Jigar kasalliklari rivojlanishining dastlabki bosqichida ko'rilgan choralar bemorning hayot sifatini sezilarli darajada yaxshilashi mumkin.

Alkogolga bog'liq jigar kasalliklarining rivojlanishi uzoq muddatli alkogol iste'moli natijasida yuzaga keladi, ammo bu jarayon shaxsdan shaxsga farq qilishi mumkin. Alkogol metabolizmi natijasida paydo bo'ladigan toksik moddalar jigar hujayralarining zararlanishiga olib keladi. Bu jarayonda eng muhim komponentlardan biri — asetaldehid bo'lib, u alkogol parchalanishining o'rta mahsulidir va yuqori darajada toksik hisoblanadi. Asetaldehid jigarda oksidlanadi va undan keyingi toksinlar hosil bo'ladi, bu esa jigar to'qimasining yallig'lanishi va degeneratsiyasiga sabab bo'ladi.

Alkogolga bog'liq jigar kasalliklarining evolyutsiyasi ko'p bosqichli jarayon bo'lib, har bir bosqichda hujayra va to'qima darajasidagi o'zgarishlar turlicha ifodalanadi. Dastlabki bosqich — steatoz (yog' to'planishi) bo'lib, bu holatda jigar hujayralarida yog' moddalarining ortiqcha to'planishi aniqlanadi. Steatoz ko'pincha klinik belgilarsiz kechadi, ammo u jigar funktsiyasini buzishi mumkin. Agar alkogol iste'moli davom etsa, yallig'lanish jarayoni rivojlanadi va jigar hujayralari zarar ko'radi. Bu bosqich alkogolli gepatit deb ataladi.

Alkogolli gepatitda jigarda yallig‘lanish va hujayra o‘limi ko‘proq bo‘ladi, bu esa jigar faoliyatining zaiflashishiga olib keladi. Klinikalarda bemorlar qorin sohasida og‘riq, terining sarg‘ayishi, charchoq, ishtahasi yo‘qolishi kabi belgilar bilan murojaat qilishadi. Bu bosqichda bemorlarning holati og‘ir bo‘lishi mumkin va yomonlashish xavfi yuqori. Alkogolli gepatitni davolashda eng muhim chora — alkogolni to‘liq tark etishdir. Shuningdek, yallig‘lanishga qarshi dori vositalari, immunitetni qo‘llab-quvvatlovchi preparatlar va jigarning regeneratsiyasini rag‘batlantiruvchi terapiya qo‘llaniladi.

Davolash jarayonida bemorning umumiy sog‘ligi, ovqatlanishi va ruhiy holati ham e’tiborga olinadi. Alkogolizm bilan kasallangan bemorlarda psixologik va ijtimoiy yordam ko‘rsatish muhim ahamiyatga ega. Reabilitatsiya markazlari, guruh terapiyalari va individual psixoterapiya alkogolga bo‘lgan qaramlikni yengishda yordam beradi.

Agar alkogol iste’moli davom etsa yoki alkogolli gepatit to‘liq davolanmasa, jigarda jiddiy o‘zgarishlar yuz beradi va sirroz rivojlanadi. Sirroz jigarning qattiq fibroz to'qimaga aylanishi bo'lib, bu holat jigar tuzilishini butunlay o'zgartiradi. Jigar qon aylanishining buzilishi natijasida qon bosimi oshadi (portal gipertenziya) va qorin bo'shlig'ida suyuqlik to'planadi (asites). Sirrozli bemorlarda qon ketish, o'pkada suv to'planishi, bosh miya funksiyalarining buzilishi (jigar ensefalopatiya) kabi jiddiy asoratlar paydo bo'lishi mumkin.

Alkogolga bog'liq jigar sirrozining oldini olish uchun alkogoldan uzoq muddat voz kechish eng samarali chora hisoblanadi. Sirroz rivojlangan bemorlarda jigar funksiyasini saqlashga qaratilgan kompleks davolash talab etiladi. Bu dori terapiyasi, asoratlarni bartaraf etish, muvozanatli ovqatlanish va jismoniy faoliyatni o'z ichiga oladi. Ba'zan jigar transplantatsiyasi yagona hayot saqlovchi amaliyot hisoblanadi, ayniqsa sirrozning oxirgi bosqichlarida.

So'nggi yillarda alkogolga bog'liq jigar kasalliklarini oldini olish va davolashda yangi yondashuvlar paydo bo'ldi. Masalan, antioksidantlar, yallig'lanishga qarshi va antifibrotik preparatlar tadqiq qilinmoqda. Ularning maqsadi jigar to'qimasining tiklanish jarayonini rag'batlantirish va fibroz rivojlanishini kamaytirishdir. Shu bilan birga, genetik tadqiqotlar alkogolga bo'lgan sezgirlikni aniqlashga yordam beradi va kelajakda individual davolash strategiyalarini ishlab chiqishda qo'llaniladi.

Alkogolga bog'liq jigar kasalliklarining rivojlanishida turli omillar muhim rol o'ynaydi. Masalan, yosh, jinsi, irqi, genetik xususiyatlari, ovqatlanish sifati va boshqa kasalliklar mavjudligi kasallikning og'irligini va rivojlanish tezligini belgilaydi. Ayollarda alkogolning jigar uchun zararli ta'siri erkaklarga nisbatan tezroq rivojlanishi kuzatiladi, chunki ayollarning jigarida alkogolni metabolizatsiya qiluvchi fermentlar kamroq miqdorda bo'ladi. Shuningdek, virusli gepatit bilan birga bo'lgan alkogol iste'moli jigar shikastlanishini sezilarli darajada kuchaytiradi.

Shuningdek, alkogolga bog'liq jigar kasalliklari nafaqat jigar bilan bog'liq muammolarni, balki butun organizmga salbiy ta'sir ko'rsatadi. Alkogolning metabolizmi natijasida yuzaga keladigan toksinlar qon aylanishi tizimini, markaziy asab tizimini va boshqa organlarni shikastlaydi. Bu esa yurak-qon tomir kasalliklari, oshqozon-ichak traktining yallig'lanishi, neyropsixiatriya kasalliklari va boshqalar rivojlanishiga sabab bo'ladi. Shuning uchun ABJK bilan kasallangan bemorlarni kompleks tarzda davolash va kuzatib borish zarur.

Alkogolga bog'liq jigar kasalliklari bo'yicha ilmiy tadqiqotlar davom etmoqda va yangi dori vositalari ishlab chiqilmoqda. Zamonaviy diagnostika usullari, jumladan, elastografiya, molekulyar diagnostika, genetik testlar kasallikni erta aniqlash va davolashda muhim ahamiyatga ega. Shu bilan birga, aholining alkogol iste'moli haqida xabardorligini oshirish, sog'lom turmush tarzini targ'ib qilish va alkogolga qarshi kurashda jamoatchilik tashkilotlari bilan hamkorlik qilish juda muhimdir.

Xulosa qilib aytganda, alkogolga bog'liq jigar kasalliklari ko'p bosqichli, murakkab jarayon bo'lib, uning oldini olish va davolashda alkogoldan voz kechish, erta diagnostika, individual yondashuv va kompleks terapiya asosiy omillardir. Sog'lom turmush tarzini targ'ib qilish va kasallik haqida aholiga muntazam ma'lumot berish kasallikni kamaytirishda samarali vosita bo'lib xizmat qiladi.

7-Mavzu. Jigar Sirrozi: Sabablari, Belgilari va Davolash

Jigar sirrozi — bu jigarning oxirgi bosqichdagi surunkali kasalligi bo'lib, uning tuzilishi va funktsiyasi tubdan buziladi. Sirroz jigarning normal to'qimasi o'rnida qattiq, fibrotik va tugunli (nodulyar) to'qima hosil bo'lishi bilan xarakterlanadi. Bu jarayon natijasida jigarning qon aylanishi va metabolik faoliyati sezilarli darajada buziladi. Sirroz ko'pincha uzoq davom etgan jigar kasalliklari, alkogolizm, virusli gepatitlar yoki boshqa sabablar oqibatida yuzaga keladi.

Sirrozning asosiy sabablari orasida alkogolga bog'liq jigar kasalliklari, virusli gepatit B va C, shuningdek, metabolik va genetik kasalliklar bor. Alkogol bilan bog'liq sirroz eng keng tarqalgan sabablardan biri hisoblanadi. Boshqa omillar orasida jigar yog'lanishi (steatoz), autoimmun gepatit, qandli diabet va ortiqcha temir yoki mis to'planishi bilan bog'liq kasalliklar ham mavjud. Bu omillar jigar to'qimasining tiklanish qobiliyatini pasaytiradi va fibroz rivojlanishiga olib keladi.

Sirroz jarayonida jigar hujayralari shikastlanadi va o'lishi boshlanadi, shu bilan birga organizmda yallig'lanish va fibroz jarayoni kuchayadi. Fibroz — bu normal to'qimaning joyini oluvchi kollagen tolalari to'planishi bo'lib, u jigarning elastikligini yo'qotishiga va funktsiyasining pasayishiga olib keladi. Tugunli fibroz esa jigarning normal arxitekturasini buzadi, bu esa qon aylanishining yomonlashishiga sabab bo'ladi. Buning natijasida portal gipertenziya (jigar arteriyasi bosimining ko'tarilishi) rivojlanadi va jigar shikastlanishining klinik ko'rinishlari yuzaga chiqadi.

Sirroz rivojlanishining dastlabki bosqichlari ko'pincha belgilarsiz kechadi yoki kamdan-kam kuzatiladigan umumiy holat bilan kechadi. Bemorlar charchoq, ishtahasizlik, noqulaylik hissi yoki qorin sohasida noaniq og'riqdan shikoyat qilishi mumkin. Ammo vaqt o'tishi bilan jigar funktsiyasining yomonlashishi sababli aniq belgilarga duch kelinadi. Bu belgilarga terining sarg'ayishi (saraton), qorinning shishishi (asites), tomirlarning kengayishi (varikoz), qon ketish va siqilishlar kiradi.

Sirrozning ko‘plab belgilaridan biri portal gipertenziya natijasida rivojlangan qorin bo‘shlig‘ida suyuqlik to‘planishidir. Bu holat asites deb ataladi va odatda qorin kattalashishi, nafas olish qiyinlashishi va noqulaylik paydo bo‘lishi bilan kechadi. Asitesning rivojlanishi jigarning qon aylanishining buzilishi va oqsil darajasining pasayishi bilan bog‘liq. Sirrozda shuningdek, varikoz tomirlarning rivojlanishi ham xavfli asoratdir, ular oshqozon va oshqovoq sohasida joylashadi va yorilishi hayot uchun xavf tug‘diradi.

Sirroz bilan kasallangan bemorlarda umumiy holat, o‘simlik oziqlanishi va jigar funktsiyasini baholash muhim hisoblanadi. Buning uchun qon tahlillari, ultratovush, elastografiya va ba’zan biopsiya kabi usullar qo‘llaniladi. Laborator tekshiruvlar orqali jigar fermentlari, qon plazmasi oqsillari, qonda bilirubin darajasi va boshqa ko‘rsatkichlar baholanadi. Biopsiya sirroz darajasini aniqlashda va boshqa jigar kasalliklarini ajratib ko‘rsatishda yordam beradi.

Davolash asosida sirrozning rivojlanishini sekinlashtirish, asoratlarni oldini olish va bemorning hayot sifatini yaxshilash turadi. Eng samarali usul — kasallik sababini aniqlash va uni bartaraf etish. Agar sirroz alkogol bilan bog'liq bo'lsa, bemor mutlaqo alkogoldan voz kechishi shart. Virusli gepatitlar sabab bo'lsa, antivirus terapiyasi qo'llaniladi. Shuningdek, surunkali yallig'lanish jarayonlarini bostirish uchun dori vositalari buyuriladi.

Sirrozga chalingan bemorlarda ko'p hollarda asoratlar paydo bo'ladi. Shu sababli, asoratlarni oldini olish uchun maxsus terapiya kerak bo'ladi. Masalan, portal gipertenziya va varikoz qon tomirlarini davolash uchun maxsus dori preparatlari va endoskopik muolajalar qo'llaniladi. Asites uchun tuz iste'molini cheklash, diuretiklar va ba'zan paranteral suyuqlik chiqarish kerak bo'ladi.

Sirroz rivojlangan bosqichlarda jigar funktsiyasi sezilarli darajada pasayadi, bu esa ko'plab tizimli muammolarga olib keladi. Jigar sirrozining klinik ko'rinishlari asosan jigar yetishmovchiligi, portal gipertenziya va u bilan bog'liq asoratlar bilan ifodalanadi. Bu holatda bemorlar nafaqat jigar bilan bog‘liq simptomlarni, balki umumiy holatdagi og‘riqlar va muammolarni ham boshdan kechiradi.

Jigar yetishmovchiligi asosan sintetik va detoksikatsiya funktsiyalarining buzilishi bilan namoyon bo‘ladi. Sintetik funktsiyalarning buzilishi oqsil, ayniqsa qon plazmasining asosiy oqsillaridan biri bo‘lgan albuminning kamayishiga olib keladi. Bu esa qon bosimining pasayishi va to‘qimalarda suyuqlik yig‘ilishiga sabab bo‘ladi. Detoksikatsiya funktsiyasining yomonlashishi esa toksinlarning qon va organizmda to‘planishiga olib keladi, bu esa jigar ensefalopatiya kabi holatlarning paydo bo‘lishiga sabab bo‘ladi.

Jigar ensefalopatiya — bu markaziy asab tizimining jigar funktsiyasi buzilgani tufayli zaharlanish holati bo‘lib, bemorda ongning o‘zgarishi, xotiraning zaiflashishi, kayfiyat o‘zgarishlari va hatto koma holatiga olib kelishi mumkin. Bu holat jigar sirrozining eng jiddiy asoratlaridan biri hisoblanadi. Davolashda jigar funktsiyasini qo‘llab-quvvatlash va toksinlarni organizmdan chiqarishga qaratilgan terapiya qo‘llaniladi.

Sirrozda portal gipertenziya va varikoz qon tomirlarining yorilishi jiddiy qon ketishga olib kelishi mumkin. Bu holat tez tibbiy yordam talab qiladi, chunki qon ketish hayot uchun xavfli bo'lishi mumkin. Varikoz qon tomirlarining aniqlanishi uchun endoskopik tekshiruvlar amalga oshiriladi va zarurat bo'lsa, ularni band qilish yoki jarrohlik yo'li bilan davolash amalga oshiriladi.

Sirroz bilan kasallangan bemorlarda doimiy kuzatuv va muntazam davolash shart. Oziqlanish rejasi, jismoniy faollik, ruhiy holatni qo'llab-quvvatlash va asoratlarni oldini olishga qaratilgan muolajalar kasallikning rivojlanishini sekinlashtiradi. Shuningdek, jigar transplantatsiyasi sirrozning oxirgi bosqichlarida yagona samarali davolash usuli hisoblanadi. Transplantatsiya muvaffaqiyatli o'tganda bemorning hayot sifati va davomiyligi sezilarli darajada yaxshilanadi.

Ilmiy tadqiqotlar sirrozning patogenezini chuqur o'rganishga qaratilgan bo'lib, yangi antifibrotik va yallig'lanishga qarshi preparatlar ishlab chiqilmoqda. Ularning maqsadi jigar to'qimasining tiklanishini rag'batlantirish va sirrozning rivojlanishini oldini olishdir. Shu bilan birga, genetik va molekulyar diagnostika vositalari sirroz rivojlanishining individual omillarini aniqlashga yordam beradi va kelajakda shaxsiylashtirilgan terapiya imkonini beradi.

Jigar sirrozi profilaktikasida asosiy o'rin alkogoldan voz kechish, virusli gepatitlarni erta aniqlash va davolash, sog'lom turmush tarzini olib borishdan iborat. Jigar uchun zararli omillardan saqlanish, muntazam tibbiy ko'riklar va laborator tekshiruvlar kasallikni erta bosqichda aniqlashda muhimdir. Shuningdek, aholiga kasallik haqida keng qamrovli ma'lumot berish, jamoatchilik sog'liqni saqlash tizimini kuchaytirish orqali sirroz rivojlanishining oldini olish mumkin.

Xulosa qilib aytganda, jigar sirrozi jiddiy va murakkab kasallik bo'lib, uning oldini olish va davolashda kompleks yondashuv zarur. Kasallik sabablari, belgilarini erta aniqlash, davolash va profilaktika choralarini o'z vaqtida qo'llash bemorning hayot sifatini yaxshilaydi va asoratlarning oldini oladi.

8-Mavzu. Jigar Saratonining Asosiy Sabablari va Diagnostikasi

Jigar saratoni — bu jigarning o'simlik rivojlanishi bilan kechadigan xavfli kasallik bo'lib, ko'pincha surunkali jigar kasalliklari, ayniqsa sirroz yoki virusli gepatitlar fonida paydo bo'ladi. Jigar saratonining eng keng tarqalgan turi — bu gepatosellyulyar karsinoma (GSK), u jigarning asosiy hujayralaridan, ya'ni gepatositlardan kelib chiqadi. Jigar saratonining boshqa turlari esa kamroq uchraydi va ular ko'pincha jigar to'qimasining boshqa hujayralaridan kelib chiqadi.

Saraton rivojlanishining asosiy sabablari sifatida surunkali virusli gepatit B va C ko'rsatilib, bu kasalliklar jigarda uzoq davom etuvchi yallig'lanish va shikastlanishni keltirib chiqaradi. Virusli gepatitlar hujayralarning genetik materialiga zarar yetkazib, hujayralarning nazoratdan chiqib ko'payishiga sabab bo'ladi. Shuningdek, jigar sirrozi ham saraton rivojlanishiga asos bo'lib xizmat qiladi, chunki u jigarda normal to‘qimaning o‘rniga fibroz va tugunli o‘sishni keltirib chiqaradi, bu esa mutatsiyalar xavfini oshiradi.

Jigar saratonining yana bir muhim sababi — alkogolga bog‘liq jigar kasalliklari. Uzoq muddat davomida alkogol qabul qilish jigarda surunkali yallig‘lanish va yog‘lanish jarayonlarini keltirib chiqarib, jigar to‘qimasining buzilishiga olib keladi. Bu holat keyinchalik sirroz va saraton rivojlanishiga sabab bo‘lishi mumkin. Bundan tashqari, jigar yog‘lanishi (non-alkogol steatohepatit) ham saraton xavfini oshiradi.

Genetik va atrof-muhit omillari ham jigar saratonining yuzaga kelishida rol o‘ynaydi. Masalan, aflatoksinlar — bu zamburug‘lar tomonidan ishlab chiqariladigan zaharli moddalar, ularning oziq-ovqatga tushishi saraton rivojlanish xavfini sezilarli darajada oshiradi. Aflatoksin ko‘pincha issiq va nam iqlimlarda saqlangan yong‘oqlar, bug‘doy va boshqa mahsulotlarda uchraydi. Bundan tashqari, ba’zi kimyoviy moddalarga, masalan, arsenik va boshqa toksik metallar, shuningdek, ba’zi dori vositalariga uzoq muddat ta’sir qilish ham xavf omillariga kiradi.

Jigar saratoni rivojlanishida immun tizimining holati ham muhim ahamiyatga ega. Surunkali yallig'lanish jarayoni davomida immun tizimining doimiy faolligi jigarda hujayralarning genetik o'zgarishlariga olib keladi. Ba'zan immun tizimining zaiflashishi yoki noto'g'ri ishlashi ham saraton rivojlanishiga sabab bo'lishi mumkin. Ayniqsa, immunosupressiv terapiyalar va organ transplantatsiyasidan keyin jigar saratoni xavfi oshishi kuzatiladi.

Saratonni dastlabki bosqichlarda aniqlash juda muhimdir, chunki erta tashxis va davolash natijasida bemorning hayoti sezilarli darajada uzayadi. Ammo jigar saratoni ko'pincha aniq simptomlar ko'rsatmaydi yoki umumiy belgilar bilan kechadi. Bemorlar charchoq, ishtahasizlik, vazn yo'qotish, qorin sohasida og'riq yoki noqulaylik, terining sarg'ayishi kabi belgilarga shikoyat qilishi mumkin. Shu sababli, yuqori xavf guruhidagi bemorlarni muntazam tekshirish zarur.

Jigar saratonini tashxislashda eng ko'p qo'llaniladigan usullar orasida ultratovush (USG), kompyuter tomografiyasi (KT), magnit-rezonans tomografiya (MRT) va qon tahlillari bor. Ultrasonografiya yordamida jigarda o'sma mavjudligi aniqlanadi va uning hajmi, joylashuvi baholanadi. KT va MRT esa o'smaning aniqligi, uning qon tomirlari bilan aloqasi va metastazlarni aniqlash uchun qo'llaniladi.

Qon tahlillarida jigar fermentlari darajasi, alfa-fetoprotein (AFP) miqdori o'rganiladi. AFP — bu jigar saratoniga xos bo'lgan tumor marker hisoblanadi. Uning yuqori darajasi saraton mavjudligini ko'rsatishi mumkin, lekin ba'zan boshqa jigar kasalliklarida ham darajasi oshishi mumkin. Shu sababli, AFP natijalarini boshqa diagnostik usullar bilan birga baholash kerak.

O'sma biopsiyasi — jigardan kichik namunani olish va uni mikroskop ostida tekshirish usuli hisoblanadi. Biopsiya yordamida saraton hujayralarining turi va agressivligi aniqlanadi. Ammo biopsiya hamma bemorlarda amalga oshirilmaydi, ayniqsa o'sma joylashuvi yoki bemorning umumiy holati bunga imkon bermasa.

Jigar saratonining diagnostikasida yangi texnologiyalar, jumladan molekulyar diagnostika va genetik testlar ham qo'llanilmoqda. Bu usullar saraton rivojlanishining molekulyar asoslarini aniqlashga yordam beradi va davolashni individual yondashuv asosida belgilash imkonini yaratadi. Bundan tashqari, PET-CT (pozitron emissiya tomografiyasi) kabi ilg'or tasvirlash usullari metastazlar va o'smaning tarqalishini aniqlashda foydali hisoblanadi.

Jigar saratonini erta bosqichda aniqlash va uning rivojlanishini oldini olishda profilaktika va muntazam skrining muhim o'rin tutadi. Yuqori xavf guruhiga kiradigan bemorlar — masalan, virusli gepatit B va C bilan og'riganlar, sirroz kasalligiga chalinganlar, uzoq muddat alkogol iste'mol qiluvchilar va aflatoksinlarga ta'sir qilganlar — doimiy tibbiy nazoratda bo'lishlari kerak.

Skrining dasturlari ichida AFP va ultratovush tekshiruvi har 6 oyda bir marta o'tkazilishi tavsiya etiladi. Bu usullar yordamida kichik o'sma yoki shubhali o'zgarishlar erta aniqlanib, zarur bo'lsa, davolash choralariga vaqtida kirishish mumkin.

Jigar saratonini davolash uchun ko'plab usullar mavjud, ularning tanlovi o'smaning hajmi, joylashuvi, bemorning umumiy holati va jigar funktsiyasiga bog'liq. Asosan jarrohlik, kimyoterapiya, radiofrekans ablatsiya, transarterial kemoterapiya (TACE) va immunoterapiya qo'llaniladi.

Jarrohlik yondashuvi o'sma kichik hajmda bo'lsa va jigar funktsiyasi yaxshi bo'lsa qo'llaniladi. Jigarning o'sma joylashgan qismi kesib olinadi. Agar o'sma ko'p joylarni egallagan yoki sirroz sababli jigar funktsiyasi buzilgan bo'lsa, jigar transplantatsiyasi eng yaxshi variant hisoblanadi.

Radiofrekans ablatsiya — bu o'smani yuqori chastotali radio to'lqinlar yordamida yo'q qilish usuli. U kichik va o'rnatilgan o'smalar uchun samarali hisoblanadi. TACE usuli esa o'smaning qon ta'minotini to'sish va unda kimyoterapiya dori vositalarini bevosita yetkazish orqali ishlaydi. Bu usul o'sma hajmini kamaytirishga yordam beradi.

Yaqinda immunoterapiya va maqsadli terapiya usullari jigar saratonini davolashda ahamiyat kasb eta boshladi. Immunoterapiya bemorning immun tizimini faollashtirib, saraton hujayralarini yo'q qilishga qaratilgan. Maqsadli terapiya esa o‘smaning o‘sishiga ta’sir qiluvchi maxsus molekulalarni bloklash orqali ishlaydi.

Jigar saratonining prognozi ko‘p jihatdan uni qachon aniqlanganiga va davolash usulining to‘g‘riligiga bog‘liq. Erta bosqichda aniqlangan o‘sma va samarali davolash natijasida bemorlarning hayoti sezilarli darajada uzayadi. Ammo kech bosqichda aniqlansa, prognoz og‘ir va o‘lim xavfi yuqori bo‘ladi.

Shuning uchun jigar saratonining asosiy sabablari va diagnostikasini chuqur o‘rganish, yuqori xavf guruhidagi odamlarni muntazam skrining qilish va erta tashxis qo‘yish juda muhimdir. Bu kasallikni kamaytirish va bemorlar hayot sifatini yaxshilash uchun samarali vositalardan biridir.

9-Mavzu. Jigar Kasalliklarida Dorilar va Terapevtik Yondashuvlar

Jigar kasalliklari zamonaviy tibbiyotda keng tarqalgan muammo bo‘lib, ularni samarali davolash uchun turli xil dorilar va terapevtik yondashuvlar qo‘llaniladi. Jigar organizmdagi ko‘plab muhim funksiyalarni bajaradi, shuning uchun uning sog‘lig‘ini saqlash juda muhim hisoblanadi. Jigar kasalliklarini davolashda asosiy maqsad — jigar funktsiyalarini tiklash, surunkali yallig‘lanishni kamaytirish, o‘sish jarayonlarini nazorat qilish va simptomlarni yengillashtirishdir. Shu bilan birga, kasalliklarning rivojlanishini oldini olish va bemorning umumiy holatini yaxshilash ham muhim ahamiyatga ega.

Dorilarni tanlashda jigar kasalligining turi, uning bosqichi, bemorning individual xususiyatlari va boshqa sog‘liq muammolari hisobga olinadi. Masalan, virusli gepatitlarda virusga qarshi preparatlar qo‘llaniladi, sirrozda esa jigarni qo‘llab-quvvatlovchi va simptomatik davo usullari ko‘proq ahamiyatga ega.

Virusli gepatitlarni davolashda eng samarali yondashuv antiviral terapiya hisoblanadi. Bu terapiyada asosan interferonlar va nukleozid analoqlari ishlatiladi. Interferonlar organizmning immun javobini kuchaytirib, virusning ko‘payishini kamaytiradi. Nukleozid analoglari esa virusning DNK yoki RNK sinteziga to‘sqinlik qiladi. Virusli gepatit B va C uchun maxsus preparatlar ishlab chiqilgan bo‘lib, ular virusni butunlay yo‘q qilishga yoki uning faolligini sezilarli darajada kamaytirishga yordam beradi. Bu esa jigarning yallig‘lanishini kamaytirib, saraton rivojlanish xavfini pasaytiradi.

Alkogolga bog‘liq jigar kasalliklarida birinchi navbatda spirtli ichimliklarni butunlay tashlash talab qilinadi. Bu holatda jigar to‘qimasining tiklanish imkoniyatlari mavjud. Dori vositalari sifatida jigarga zarar yetkazgan jarayonlarni kamaytiruvchi, antioksidant va yallig‘lanishga qarshi preparatlar qo‘llaniladi. Masalan, silibinin (silibum marianum ekstrakti), S-adenozilmetionin va boshqa qo‘shimchalar jigar funktsiyasini yaxshilashda yordam beradi.

Sirroz holatlarida esa dori terapiyasi ko‘proq simptomatik bo‘lib, bemorning holatini yaxshilashga qaratilgan. Diuretiklar suyuqlik to‘planishini kamaytirish uchun, B vitaminlari va foliy kislotasi jigarning metabolik jarayonlarini qo‘llab-quvvatlash uchun buyuriladi. Bundan tashqari, qon aylanishini yaxshilash va fibroz jarayonlarini sekinlashtirish uchun maxsus preparatlar ham ishlatiladi. Masalan, ursodezoksixolik kislota jigardagi xolesterol kristallarining erishini ta’minlab, hujayralarni himoya qiladi.

Jigar saratoni va boshqa o‘sma kasalliklarida dori terapiyasi o‘simlikning hajmi va tarqalishiga qarab belgilanadi. Ko‘pincha kimyoterapiya, maqsadli terapiya va immunoterapiya qo‘llaniladi. Kimyoterapiya o‘smaning ko‘payishini to‘xtatadi yoki kamaytiradi, maqsadli terapiya esa saraton hujayralarining o‘sishini rag‘batlantiruvchi maxsus molekulalarni bloklaydi. Immunoterapiya esa bemorning immun tizimini faollashtirib, saraton hujayralarini yo‘q qilishga yordam beradi.

Dori vositalari bilan bir qatorda jigar kasalliklarini davolashda muhim terapevtik yondashuvlardan biri parhez va turmush tarzini o‘zgartirishdir. Sog‘lom ovqatlanish, ortiqcha vazndan qutulish, alkogoldan voz kechish va muntazam jismoniy faollik jigarning tiklanish jarayonlarini tezlashtiradi. Shuningdek, toksik moddalardan himoya qilish va kasallikning yomonlashishini oldini olishda ham bu omillar katta rol o'ynaydi.

Jigarni himoya qiluvchi dori vositalari — hepatoprotektorlar — ham keng qo'llaniladi. Ular jigar hujayralarini toksinlardan himoya qiladi, regeneratsiyani rag'batlantiradi va yallig'lanishni kamaytiradi. Eng ko'p ishlatiladigan hepatoprotektorlar orasida silibinin, fosfolipidlar, vitaminar, aminokislotalar mavjud. Bu vositalar o'z navbatida jigar to'qimasining tiklanishiga yordam beradi va bemorning holatini yaxshilaydi.

Jigar kasalliklarida qo'llaniladigan boshqa muhim dori guruhi — antioksidantlar. Ular organizmda erkin radikallarning hosil bo'lishini kamaytirib, hujayralarga zarar yetkazilishining oldini oladi. Antioksidantlar sifatida S vitamini, E vitamini, N-asetil-sistein va boshqa preparatlar qo'llaniladi. Bu dorilar yallig'lanishni kamaytirishga va jigarni tiklashga yordam beradi.

Ko‘plab bemorlar jigar kasalliklarida qo‘shimcha dori vositalarini, ya’ni probiotiklar va prebiotiklarni ham qabul qiladi. Chunki jigar va oshqozon-ichak trakti o‘rtasidagi bog‘liqlik muhimdir. Oshqozon ichak mikroflorasining buzilishi jigar kasalliklarining yomonlashishiga olib kelishi mumkin. Probiotiklar bu mikroflorani normallashtirishga yordam beradi, shuningdek immun tizimini qo‘llab-quvvatlaydi.

Jigar kasalliklarini davolashda muhim nuqtalardan biri ham dorilarni noto‘g‘ri qo‘llash natijasida yuzaga keladigan jigar shikastlanishining oldini olishdir. Ba’zi dorilar jigar uchun toksik bo‘lishi mumkin, ayniqsa uzoq muddat qabul qilinganda. Shuning uchun har bir dori vositasi faqat shifokor nazorati ostida va belgilangan dozada qabul qilinishi kerak.

Dorilar bilan birga, jigar kasalliklarini davolashda fizioterapiya, akupunktura va boshqa komplementar terapiya usullari ham qo‘llanilishi mumkin. Bular jigarning qon aylanishini yaxshilashga, yallig‘lanishni kamaytirishga va bemorning holatini yengillashtirishga yordam beradi. Ammo bunday usullar asosiy terapiyani to‘ldiruvchi vosita sifatida ko‘riladi.

Jigar kasalliklarini davolashda dori terapiyasi, parhez, turmush tarzini o'zgartirish va boshqa terapevtik yondashuvlar kompleks tarzda qo'llanilishi lozim. Har bir bemorga individual yondashish va muntazam tibbiy nazorat orqali samarali natijalarga erishish mumkin. Jigarni himoya qilish, kasallikning oldini olish va erta tashxis qo'yish jigar kasalliklari bilan bog'liq og'ir asoratlardan qochishning eng yaxshi yo'llaridan biridir.

Jigar kasalliklarida dori terapiyasining samaradorligini oshirish uchun bemorning umumiy holati, kasallikning bosqichi, boshqa mavjud surunkali kasalliklar ham hisobga olinadi. Misol uchun, gepatit B va C bilan og'rigan bemorlarda antiviral terapiya uzoq muddat davomida qo'llanilishi mumkin, bunda virusning mutatsiyaga uchrash xavfi va dori qarshiligi doimiy nazorat qilinadi. Zamonaviy dori preparatlari virus ko'payishini samarali bostirishga qodir, bu esa jigarning yallig'lanishini kamaytirib, organ funktsiyalarini saqlashga yordam beradi.

Virusli gepatitlarda interferon asosidagi terapiyalar o'z o'rniga yangi avlod dori vositalarini, masalan, direkt antiviral preparatlarni (DAA) berdi. Bu dorilar virusni tez va to'liq yo'q qilish imkonini beradi, ularning yon ta'sirlari kam va davolash muddati qisqa bo'ladi. Bunday terapiya natijasida gepatit C kasallari deyarli to'liq sog'ayishi mumkin, bu esa jigar sirrozi va saraton rivojlanish xavfini sezilarli darajada pasaytiradi.

Jigar sirrozi va surunkali gepatitlarda qo'llaniladigan dori vositalari orasida antifibrotik preparatlar alohida ahamiyatga ega. Ular jigar to'qimasidagi chandiq jarayonlarini kamaytirishga qaratilgan bo'lib, jigarning tiklanishini rag'batlantiradi. Bunday dorilar jigar faoliyatini yaxshilaydi va bemorning hayot sifatini oshiradi. Hozirgi kunda antifibrotik terapiya uchun farmakologik vositalar va klinik tadqiqotlar davom etmoqda.

Jigar kasalliklarida toksinlarni organizmdan chiqaruvchi dori vositalari ham qo'llaniladi. Masalan, aktiv uglerod va boshqa sorbentlar ichakda toksinlarni yutib, ularning qon aylanishiga kirishini oldini oladi. Bu preparatlar ayniqsa jigar yetishmovchiligining oldingi bosqichlarida foydali hisoblanadi. Shu bilan birga, qondagi zararli moddalarning miqdorini kamaytirishga yordam beradi.

Shuningdek, jigar kasalliklarida jigar hujayralarining regeneratsiyasini qo‘llab-quvvatlovchi vitaminlar va aminokislotalar ham muhim o‘rin tutadi. Ayniqsa, B guruhi vitaminlari, C vitamini va E vitamini jigar hujayralarining tiklanish jarayonlarini tezlashtirishda yordam beradi. Aminokislotalar organizmning umumiy holatini yaxshilaydi, jigar faoliyatini normallashtiradi va zararlangan hujayralarning almashtirilishini rag‘batlantiradi.

Jigar kasalliklarida dori terapiyasining muhim qismi sifatida qon aylanishini yaxshilovchi preparatlar qabul qilinadi. Ular jigar to‘qimasiga kislorod va oziq moddalar yetkazilishini ta’minlaydi, bu esa hujayralarning funktsional holatini yaxshilaydi. Bu guruhga xos preparatlar orasida pentoksifillin va boshqa vazodilatatorlar mavjud. Ular yallig‘lanishni kamaytirish va to‘qimalarni regeneratsiya qilish jarayonlarini qo‘llab-quvvatlashga yordam beradi.

Jigar saratonida va ilgari surilgan o‘sma holatlarida kimyoterapiya va maqsadli terapiya dori vositalari qo'llanadi. Kimyoterapiya o'sma hujayralarining ko'payishini to'xtatadi yoki kamaytiradi, maqsadli terapiya esa o'smaning o'sishini rag'batlantiruvchi maxsus molekulalarni bloklaydi. Bu davolash usullari kasallikning rivojlanishini sekinlashtiradi va bemorning hayot sifatini yaxshilashga yordam beradi. Shu bilan birga, dorilarning yon ta'sirlari diqqat bilan kuzatiladi va zarur bo'lsa, ularning dozasi moslashtiriladi.

Jigar kasalliklarida ko'p hollarda simptomatik terapiya ham muhimdir. Masalan, qorin shishishi (ascites) paytida diuretiklar — suyuqlikni organizmdan chiqaruvchi dorilar qo'llaniladi. Bu bemorning qulayligini oshiradi va o'pka hamda yurak faoliyatiga bosimni kamaytiradi. Qorin shishishining kuchayishiga yo'l qo'ymaslik uchun dietani o'zgartirish ham zarur bo'ladi. Bundan tashqari, og'riq qoldiruvchi va yallig'lanishga qarshi dorilar yordamida bemorning holati yengillashtiriladi.

Jigar kasalliklarida terapevtik yondashuvlarning muhim qismi — parhez terapiyasi. Kasallik turiga qarab protein, yog' va uglevodlarning miqdori, shuningdek, vitamin va mineral moddalar balansiga e'tibor qaratiladi. Ba'zan oziq-ovqat allergiyalari va toksik moddalarga sezuvchanlikni kamaytirish maqsadida maxsus parhezlar tavsiya etiladi. Shu bilan birga, alkogol va zararli mahsulotlardan to'liq voz kechish jigar kasalliklarining davolanishida katta rol o'ynaydi.

Davolash jarayonida bemorning ruhiy holatini qo'llab-quvvatlash va stressni kamaytirish uchun psixologik yordam va maslahatlar ham beriladi. Stress jigarning yallig'lanish jarayonlarini kuchaytirishi mumkin, shuning uchun ruhiy barqarorlikni ta'minlash ham davolashning muhim qismidir. Buning uchun meditatsiya, yengil jismoniy mashqlar va sog'lom turmush tarziga rioya qilish tavsiya etiladi.

Jigar kasalliklarida dorilar va terapevtik yondashuvlar sohasida ilmiy izlanishlar davom etmoqda. Yangi dori vositalari, biologik preparatlar va gen terapiyasi bo'yicha tadqiqotlar jigar kasalliklarini davolash samaradorligini oshirishga qaratilgan. Bu yo'nalishlarda olingan natijalar kelajakda jigar kasalliklarini butunlay tuzatishga yordam beradi degan umid mavjud.

Umuman olganda, jigar kasalliklarida dori terapiyasi va terapevtik yondashuvlarning muvaffaqiyati ko‘p jihatdan to‘g‘ri tashxis, bemorning terapiyaga rioya qilishi va muntazam tibbiy nazoratga bog‘liq. Shuning uchun ham bemorlar shifokor ko‘rsatmalarini diqqat bilan bajarishlari, davolanish jarayonida o‘z sog‘lig‘iga jiddiy yondashishlari muhimdir. Jigar kasalliklarida muvaffaqiyatli davolash uchun dori terapiyasini turmush tarzi o‘zgarishlari bilan uyg‘unlashtirish zarur.

10-Mavzu. Jigar Kasalliklarining Oldini Olish va Sog'lom Turmush Tarzi

Jigar kasalliklarining oldini olish har qanday sog'liqni saqlash tizimida muhim o'rin tutadi. Chunki jigar organizmning asosiy detoksifikatsiya organi bo'lib, uning sog'lig'i umuman insonning hayot sifati va davomiyligiga bevosita ta'sir ko'rsatadi. Jigar kasalliklarini oldini olish uchun avvalo uning asosiy vazifalari va zararli omillar haqida to'liq tushuncha hosil qilish lozim. Jigar ko'plab moddalar almashinuvida, qonning zaharli moddalardan tozalanishida va vitaminlar, oqsillar sintezida ishtirok etadi. Agar jigar to'g'ri ishlamasa, bu jarayonlarda uzilishlar yuzaga keladi va turli kasalliklar paydo bo'ladi.

Oldini olishning birinchi sharti – bu sog'lom turmush tarzini shakllantirishdir. Sog'lom turmush tarzi jigar uchun to'g'ri ovqatlanish, muntazam jismoniy faollik, alkogol va zararli moddalardan voz kechishni o'z ichiga oladi. Jigar uchun eng foydali ovqatlanish me'yoriy va muvozanatli bo'lishi kerak. Shu jumladan, meva va sabzavotlarga boy parhez, o'rtacha miqdorda oqsil va yog'lar, shakar va tuzni cheklash muhim hisoblanadi. Ayniqsa, trans-yog'lar va tez hazm bo'luvchi karbonhidratlar jigar uchun zararli bo'lib, yog'lanishni oshiradi va gepatit, sirroz kabi kasalliklar rivojlanishiga sabab bo'ladi.

Jigar kasalliklarini oldini olishda ikkinchi muhim jihat — gigiyena qoidalariga qat'iy rioya qilishdir. Virusli gepatit A va E asosan ifloslangan suv va oziq-ovqat orqali yuqadi, shuning uchun shaxsiy gigiyenaga, toza ichimlik suvi ichishga, oziq-ovqat mahsulotlarini yaxshilab yuvishga e'tibor qaratish zarur. Shuningdek, gepatit B, C va D virusi qonni, jinsiy yo'l bilan yuqadigan infektsiyalar bo'lgani uchun himoyalangan jinsiy aloqalar va zararsizlantirilgan tibbiy asboblar muhim ahamiyatga ega.

Immunitetni mustahkamlash ham jigar kasalliklarining oldini olishda katta rol o'ynaydi. Sog'lom hayot tarzi, muntazam uyqu, stressni kamaytirish va to'g'ri ovqatlanish immun tizimini qo'llab-quvvatlaydi. Shuningdek, ba'zi hollarda vaksinalar jigarni virusli kasalliklardan himoya qilishda muhim hisoblanadi. Misol uchun, gepatit A va B ga qarshi vaksinalar mavjud bo‘lib, ularni olish virusli gepatitning oldini olishda samarali choradir.

Tibbiy ko‘riklardan muntazam o‘tish ham jigar kasalliklarini erta bosqichda aniqlash va ularning oldini olishda muhim vositadir. Jigar funksiyasini baholash uchun qon testlari, ultratovush tekshiruvi va boshqa diagnostik usullar mavjud. Ushbu tekshiruvlar jigar kasalliklarining dastlabki belgilarini aniqlash va davolashni vaqtida boshlash imkonini beradi. Ayniqsa, gepatit viruslari bilan kasallangan yoki jigar bilan bog‘liq oilaviy tarixga ega odamlar bunday tekshiruvlardan muntazam o‘tishi tavsiya etiladi.

Zararli moddalardan, xususan, alkogol va dorilardan to‘g‘ri foydalanish ham jigarni himoya qiladi. Alkogolning haddan tashqari iste’moli jigarni shikastlaydi, sirroz va gepatit rivojlanishiga olib keladi. Shu sababli alkogolni me’yorida ichish yoki umuman tark etish zarur. Shuningdek, dorilarni faqat shifokor tavsiyasiga binoan qabul qilish, dori dozalarini oshirmaslik va uzoq muddatli qabul qilishdan saqlanish kerak, chunki ko‘plab dorilar jigar uchun toksik ta’sir ko‘rsatadi.

Jigar uchun xavfli bo‘lgan kimyoviy moddalardan himoyalanish ham kasalliklarning oldini olishga yordam beradi. Ish joyida yoki uy sharoitida zararli kimyoviy moddalar bilan ishlashda shaxsiy himoya vositalarini qo‘llash zarur. Qoplama, respirator, qo‘lqop kabi vositalar kimyoviy moddalarning jigar va boshqa organlarga zarar yetkazishini kamaytiradi.

Jigarni himoya qiluvchi tabiiy vositalardan foydalanish ham keng tarqalgan. Masalan, sariqko‘k o‘t (silymarin), zanjabil, sarimsoq kabi o‘simliklar jigar hujayralarini tiklash va ularni toksinlardan himoya qilishda yordam beradi. Ammo bunday preparatlarni faqat shifokor nazorati ostida qabul qilish kerak, chunki har qanday dorilar va o‘simliklar o‘zaro ta’sir ko‘rsatishi mumkin.

Sog‘lom turmush tarzida jismoniy faoliyat muhim ahamiyatga ega. Muntazam mashqlar nafaqat immunitetni kuchaytiradi, balki qondagi yog‘lar miqdorini kamaytirib, jigar yog‘lanishini oldini oladi. Shuningdek, jismoniy faollik stressni kamaytirib, umumiy salomatlikni yaxshilaydi. Bu esa jigar kasalliklari xavfini pasaytiradi.

Oxirgi paytlarda jigar kasalliklarining oldini olish uchun turli profilaktik dasturlar va ijtimoiy kampaniyalar tashkil qilinmoqda. Ular aholiga jigar salomatligi haqida ma'lumot berish, virusli gepatitlar, alkogol va zararli odatlardan himoyalanishga chaqirish, shuningdek, sog'lom turmush tarzini targ'ib qilishga qaratilgan. Ushbu dasturlar jamoatchilik ongini oshirishda samarali bo'lib, kasalliklarning oldini olishda katta hissa qo'shmoqda.

Jigarning to'g'ri ishlashi uchun nafaqat individual, balki jamiyat darajasida ham ko'plab chora-tadbirlar amalga oshiriladi. Bu sog'liqni saqlash tizimini kuchaytirish, gigiyena standartlarini yaxshilash, virusli kasalliklar uchun vaksinatsiya dasturlarini kengaytirish va alkogolizmga qarshi kurashish kabi yo'nalishlarni o'z ichiga oladi.

Umuman olganda, jigar kasalliklarining oldini olish uchun to'g'ri ovqatlanish, gigiyena qoidalariga rioya qilish, immunitetni mustahkamlash, zararli odatlardan voz kechish, muntazam tibbiy ko‘riklardan o‘tish va jismoniy faollikni oshirish zarur. Bu chora-tadbirlar nafaqat jigarni, balki butun organizmni sog‘lom saqlashga yordam beradi. Sog‘lom turmush tarzini shakllantirish — uzoq umr va sifatli hayotning kalitidir.

Jigar kasalliklarining oldini olishda eng muhim omillardan biri stressni boshqarish va ruhiy salomatlikni mustahkamlashdir. Stress organizmda gormonlar muvozanatini buzadi, immunitetni pasaytiradi va jigar faoliyatiga salbiy ta’sir ko‘rsatadi. Shuning uchun stressni kamaytirish usullarini o‘rganish va amalda qo‘llash zarur. Bu meditatsiya, nafas olish mashqlari, yoga, tabiatda yurish yoki shunchaki dam olish bo‘lishi mumkin. Ruhiy holat sog‘liqning barcha jabhalariga, xususan, jigar faoliyatiga ta’sir qiladi.

Tibbiy ko‘riklarni muntazam o‘tkazish kasalliklarni erta aniqlashda katta ahamiyatga ega. Jigar kasalliklari ko‘pincha boshlang‘ich bosqichlarda o‘zini kam ko‘rsatadi yoki umuman alomat bermaydi. Shuning uchun profilaktik tekshiruvlardan o‘tish, qon tahlillarini topshirish, ultratovush tekshiruvi kabi diagnostika usullaridan foydalanish tavsiya etiladi. Bu orqali jigarning holati va kasalliklarning dastlabki belgilari aniqlanadi, zarur davolash choralari vaqtida boshlanadi.

Kasalliklarni oldini olish uchun jigarni zararli toksinlardan himoya qilish muhimdir. Ish joyida yoki kundalik hayotda kimyoviy moddalar, zararli gazlar, dori vositalari bilan ehtiyotkorlik bilan muomala qilish lozim. Masalan, spirtli ichimliklarni ko'p iste'mol qilish, dori vositalarini shifokor ko'rsatmasisiz qabul qilish yoki kimyoviy moddalarga ta'sir qilish jigar uchun xavfli hisoblanadi. Bunday holatlardan saqlanish orqali jigarni shikastlanishdan himoya qilish mumkin.

Ovqatlanish odatlarini o'zgartirish orqali jigarni sog'lomlashtirish mumkin. Masalan, fast food, ko'p yog'li va shakarli taomlarni kamaytirish, ko'proq sabzavot, meva, to'liq donli mahsulotlar, sog'lom yog'lar (masalan, zaytun yog'i) iste'mol qilish zarur. Shuningdek, jigar uchun foydali bo'lgan oziq-ovqatlarga sarimsoq, zanjabil, yashil choy kabi tabiiy mahsulotlarni qo'shish maqsadga muvofiqdir. Bular jigar hujayralarini tiklashga yordam beradi va yallig'lanishni kamaytiradi.

Shaxsiy gigiyena qoidalariga rioya qilish jigar kasalliklari, xususan virusli gepatitlarning oldini olishda juda muhimdir. Qo'l yuvish, steril asboblar ishlatish, himoyalangan jinsiy aloqa kabi oddiy qoidalar virusli kasalliklarni yuqishdan saqlaydi. Aholi orasida gepatitga qarshi emlash kampaniyalarini kengaytirish ham virusli kasalliklarning tarqalishini kamaytiradi.

Jismoniy faoliyat sog'lom jigar uchun zarurdir. Har kuni kamida 30 daqiqa yurish, yugurish, suzish yoki boshqa jismoniy mashqlar bilan shug'ullanish qon aylanishini yaxshilaydi, yog'larni kamaytiradi va umumiy salomatlikni mustahkamlaydi. Jigar yog'lanishi va boshqa muammolar oldini olishda faollik katta yordam beradi.

Alkogol iste'mol qilishni kamaytirish yoki butunlay tark etish jigarni saqlash uchun eng muhim qadamdir. Alkogol jigar hujayralarini shikastlaydi, sirroz va gepatit rivojlanishiga sabab bo'ladi. Alkogolsiz hayot jigarni sog'lom saqlashning eng samarali yo'lidir.

Sog‘lom turmush tarzi jigar kasalliklari xavfini kamaytirish bilan birga, boshqa surunkali kasalliklarning, masalan, yurak-qon tomir kasalliklari, diabet va ortiqcha vazn muammolarining oldini olishga yordam beradi. Bu esa uzoq va sifatli hayotni ta’minlaydi.

Jamiyatda sog‘lom turmush tarzini targ‘ib qilish, sog‘liqni saqlash sohasida ma’lumotlarni oshirish va jigar kasalliklari haqida xabardorlikni kuchaytirish kasalliklarning oldini olishda katta ahamiyatga ega. Ta’lim muassasalari, media va sog‘liqni saqlash tashkilotlari orqali muntazam targ‘ibot ishlari olib borilishi kerak.

Xulosa qilib aytganda, jigar kasalliklarini oldini olish uchun kompleks yondashuv zarur. To‘g‘ri ovqatlanish, jismoniy faollik, zararli odatlardan voz kechish, tibbiy ko‘riklardan muntazam o‘tish, immunitetni mustahkamlash va gigiyena qoidalariga rioya qilish – bularning barchasi jigarni sog‘lom saqlashga xizmat qiladi. Shu bilan birga, ruhiy salomatlikka e’tibor berish va stressni boshqarish ham muhimdir. Sog‘lom turmush tarzi nafaqat jigar kasalliklarini kamaytiradi, balki butun organizmni sog‘lomlashtiradi va hayot sifatini oshiradi.

XULOSA

Jigar inson organizmining eng katta va muhim a'zolaridan biri bo'lib, uning sog'lomligi butun tananing sog'lig'iga bevosita ta'sir qiladi. Jigar nafaqat oziq-ovqatdan olingan moddalarni qayta ishlaydi, balki organizmni zararli moddalardan tozalaydi, vitamin va mineral moddalarni saqlaydi, qon ivishini tartibga soluvchi moddalarning ishlab chiqarilishida ishtirok etadi. Shu sababli jigar kasalliklari ko'plab sog'liq muammolarining paydo bo'lishiga sabab bo'ladi. Ularning oldini olish, tashxislash va davolash inson salomatligi uchun juda muhimdir.

Jigar kasalliklari keng doiradagi tur va shakllarda namoyon bo'ladi. Ular orasida virusli gepatitlar, alkogolga bog'liq jigar kasalliklari, sirroz va jigar saratoni kabi og'ir patologiyalar alohida o'rin tutadi. Har bir kasallik turi o'ziga xos sabablarga, belgilarga va davolash usullariga ega. Shu bois har bir holatda individual yondashuv zarur.

Virusli gepatitlar dunyoda eng ko‘p uchraydigan jigar kasalliklaridan hisoblanadi. Gepatit A, B, C, D va E turlari bor bo‘lib, har biri o‘ziga xos infektsion va epidemiologik xususiyatlarga ega. Masalan, gepatit B va C surunkali jigar kasalliklariga olib kelishi mumkin, bu esa oxir-oqibat jigar sirrozi yoki saratoniga sabab bo‘ladi. Virusli gepatitlarga qarshi emlash va profilaktika choralari juda muhim hisoblanadi.

Alkogolga bog‘liq jigar kasalliklari — alkogol bilan bog‘liq jigar yallig‘lanishi va sirroz shakllarini o‘z ichiga oladi. Alkogolning uzoq muddatli iste’moli jigar hujayralarini sezilarli darajada shikastlaydi, ularning o‘rniga to‘qimalar o‘sadi va natijada jigar funktsiyalari pasayadi. Alkogolga bog‘liq kasalliklarning oldini olishda alkogolni cheklash yoki to‘liq tark etish muhim ahamiyatga ega.

Jigar sirrozi jigar to‘qimalarining o‘rnida tug‘ma bo‘lmagan birikmalar paydo bo‘lishi, jigar strukturasining tubdan o‘zgarishi bilan xarakterlanadi. Bu kasallik ko‘pincha uzoq davom etgan gepatitlar, alkogolizm yoki boshqa toksinlar ta’sirida yuzaga keladi. Sirroz jigarning asosiy funktsiyalarini buzadi, jigar yetishmovchiligiga olib keladi va hayot uchun xavf tug'diradi. Sirrozning belgilarini erta aniqlash va davolash muhimdir, ammo ko'plab hollarda faqat jarrohlik, masalan, jigar ko'chirib o'tkazish yordam beradi.

Jigar saratoni eng xavfli jigar kasalliklaridan biridir. Bu ko'pincha surunkali gepatit va sirroz fonida rivojlanadi. Saratonni erta bosqichda aniqlash qiyin bo'lib, uning prognozi ko'pincha yomon. Saraton rivojlanishini kamaytirish uchun gepatitlar va sirrozning oldini olish, jigarni toksik moddalardan himoya qilish, sog'lom turmush tarzini yuritish muhim hisoblanadi.

Jigar kasalliklarining diagnostikasi turli usullarni o'z ichiga oladi. Laborator tahlillar, jumladan qon testlari, gepatit viruslari markerlarini aniqlash, ultratovush, kompyuter tomografiyasi va biopsiya kabi usullar kasallik darajasini va turini aniqlashga yordam beradi. Erta tashxis qo'yish samarali davolash uchun imkon yaratadi.

Davolash usullari kasallik turiga qarab farq qiladi. Virusli gepatitlarda antiviral preparatlar qo'llaniladi, alkogolga bog'liq kasalliklarda alkogoldan voz kechish va jigarni himoya qiluvchi dorilar tavsiya etiladi. Sirroz va saraton holatlarida esa jarrohlik aralashuvlar, jumladan jigar ko‘chirib o‘tkazish mumkin. Terapevtik yondashuv doimiy tibbiy nazorat va parhezni o‘z ichiga oladi.

Oldini olish strategiyalari jigar kasalliklarini kamaytirishda asosiy rol o‘ynaydi. Bu sog‘lom turmush tarzini yuritish, me’yorida jismoniy faollik qilish, sog‘lom ovqatlanish, alkogol va zararli moddalardan uzoq turish, virusli gepatitlarga qarshi emlash hamda shaxsiy gigiyena qoidalariga rioya qilish orqali amalga oshiriladi.

Bugungi kunda jigar kasalliklarini davolashda yangi usullar va dori vositalari ishlab chiqilmoqda. Molekulyar biologiya, gen terapiyasi va yangi antivirus preparatlari yordamida kasalliklarni samarali boshqarish imkoniyatlari kengaymoqda. Biroq, profilaktika har doim ham eng samarali yo‘l bo‘lib qoladi.

Umuman olganda, jigar inson organizmining hayotiy funktsiyalarini bajarishda muhim o‘rin tutadi. Uning sog‘lomligini saqlash uchun muntazam tibbiy nazorat, sog'lom turmush tarzi va profilaktika choralarini ko'rish zarur. Jigar kasalliklarini o'z vaqtida aniqlash va davolash uzoq va sifatli hayot uchun kafolatdir.

Jigar kasalliklarining inson salomatligiga ta'siri juda katta va ko'p qirrali. Ularning ko'pchiligi uzoq davom etuvchi surunkali kasalliklar bo'lib, bemorning hayot sifatini sezilarli darajada pasaytiradi. Shu sababli jigar sog'lig'ini saqlash jamiyatda tibbiy va ijtimoiy muhim vazifa hisoblanadi. Bunday kasalliklarni oldini olish, erta aniqlash va samarali davolash uchun keng qamrovli choralar ko'rish talab etiladi.

Jigar to'qimasining qayta tiklanish qobiliyati yuqori bo'lsa-da, uzoq muddatli zararlar, ayniqsa sirroz va saraton kabi og'ir kasalliklar rivojlanishi qaytarilmas oqibatlarga olib keladi. Shu sababli, sog'lom jigarni saqlash va kasalliklarni dastlabki bosqichda aniqlashga katta e'tibor qaratish lozim.

Kasalliklarning oldini olishda profilaktika choralari markaziy o'rinda turadi. Virusli gepatitlarga qarshi emlash, alkogolni cheklash, toksik moddalardan himoya qilish va gigiyena qoidalariga rioya qilish jigar kasalliklari xavfini sezilarli darajada kamaytiradi. Shu bilan birga, odamlarning jigar sog‘lig‘i haqida bilim darajasini oshirish va sog‘lom turmush tarzini targ‘ib qilish katta ahamiyatga ega.

Jigar kasalliklarining murakkabligi va ko‘p turliligi ularni davolashda ko‘p sohalarning hamkorligini talab qiladi. Virusologiya, gastroenterologiya, immunologiya, jarrohlik va boshqa yo‘nalishlar o‘zaro integratsiyalashgan tarzda ishlashi kerak. Zamonaviy tibbiyotda individual yondashuv, bemorning umumiy holati, kasallikning bosqichi va boshqa omillar hisobga olinadi.

O‘tkazilgan ilmiy tadqiqotlar va klinik amaliyot natijalari ko‘rsatadiki, jigar kasalliklarida samarali davolash ko‘plab holatlarda bemorning hayot sifatini yaxshilaydi, og‘ir asoratlarni kamaytiradi va hatto uzoq muddatli tiklanishga yordam beradi. Shu bilan birga, yangi dori vositalari va davolash usullari doimiy ravishda ishlab chiqilmoqda va klinik sinovlardan o‘tkazilmoqda.

Sog‘lom turmush tarzi — jigar kasalliklarini oldini olishda eng asosiy omillardan biridir. Bu me’yorida ovqatlanish, muntazam jismoniy faollik, alkogol va chekishdan voz kechish, stressni boshqarish va ortiqcha vazndan saqlanishni o‘z ichiga oladi. Shuningdek, jigar uchun zararli bo‘lgan dori vositalarini faqat shifokor nazorati ostida qabul qilish zarur.

Kasalliklarning erta tashxisi uchun muntazam tibbiy ko‘riklar va laborator tekshiruvlar muhimdir. Ayniqsa, yuqori xavf guruhiga kiruvchi shaxslar (masalan, surunkali gepatit bilan kasallanganlar, alkogolizm bilan og‘riganlar) uchun monitoring zarur. Erta bosqichda aniqlangan kasalliklarni davolash yanada samaraliroq bo‘ladi.

Jigar kasalliklarining zamonaviy diagnostikasi ultratovush, tomografiya, magnet-rezonans va biopsiya kabi ilg‘or texnologiyalar yordamida amalga oshiriladi. Bu usullar jigar to‘qimasining holatini aniq ko‘rsatadi, kasallikning bosqichini aniqlashga yordam beradi va davolash samaradorligini baholash imkonini beradi.

Davolash jarayonida faqat dori vositalarini qo'llash bilan cheklanmaslik, balki bemorning umumiy holatini yaxshilash, immun tizimini mustahkamlash, ovqatlanishni optimallashtirish va ruhiy salomatlikka e'tibor berish zarur. Multidisipliner yondashuv bemorning tezroq tiklanishiga yordam beradi.

Jigar kasalliklari bilan bog'liq masalalarda jamiyat, oilalar va shaxslar ham faol bo'lishi kerak. Ma'lumot tarqatish, ta'lim va sog'lom turmush tarzini targ'ib qilish orqali kasalliklar sonini kamaytirish mumkin. Sog'lom jigar — bu nafaqat shaxsiy, balki ijtimoiy boylikdir.

Kelajakda jigar kasalliklari bilan kurashishda gen terapiyasi, regenerativ tibbiyot, biotexnologiyalar va yangi antiviral preparatlar asosiy o'rin tutadi. Shu bilan birga, sog'lom turmush tarzini saqlash va profilaktikani davom ettirish eng samarali va xavfsiz usul bo'lib qoladi.

Natijada, jigar kasalliklarini aniqlash, davolash va oldini olishning samarali tizimini yaratish orqali insonlarning hayot sifatini yaxshilash va sog'lom avlodni shakllantirish mumkin. Bu jarayonda tibbiyot, ta'lim, jamiyat va har bir insonning mas'uliyati katta ahamiyatga ega.

GLOSSARY

1. **Jigar** – tana uchun muhim organ, metabolizm va detoksikatsiya markazi.
2. **Gepatit** – jigar to‘qimasining yallig‘lanishi.
3. **Virusli gepatit** – gepatitni keltirib chiqaruvchi viruslar (A, B, C, D, E).
4. **Sirroz** – jigar to‘qimasining surunkali shikastlanishi va tugunli o‘rnini almashtirishi.
5. **Jigar saratoni** – jigar hujayralarining o‘sishi bilan tavsiflangan onkologik kasallik.
6. **Alkogolga bog‘liq jigar kasalligi** – jigar to‘qimasining alkogol ta’siridan shikastlanishi.
7. **Jigar funktsiyalari** – qonni tozalash, moddalar almashinuvi, saqlash va boshqalar.
8. **Detoksikatsiya** – zararli moddalarni organizmdan chiqarish jarayoni.
9. **Biopsiya** – to‘qima namunasi olish va tahlil qilish usuli.
10. **Fibroz** – jigar to‘qimasining fibroz tolalari bilan almashtirilishi.
11. **Immunitet** – organizmning kasalliklarga qarshi kurashish qobiliyati.

12. **Antiviral davolash** – viruslarga qarshi dorilar bilan terapiya.
13. **Sog'lom turmush tarzi** – jigar sog'lig'ini saqlash uchun foydali hayot tarzi.
14. **Jigar to'qimasi** – jigarni tashkil etuvchi hujayralar va strukturalar.
15. **Enzimlar** – jigar tomonidan ishlab chiqariladigan kimyoviy moddalarning turi.
16. **Metabolizm** – organizmda moddalar almashinuvi jarayoni.
17. **Jigar shikastlanishi** – turli sabablarga ko'ra jigar hujayralarining zarar ko'rishi.
18. **Ultratovush (USG)** – jigar holatini tekshirish uchun ishlatiladigan diagnostika usuli.
19. **Magnet-rezonans tomografiya (MRT)** – jigar tasvirini olish usuli.
20. **Tomografiya** – organlarning qatlami bo'ylab tasvir olish texnikasi.
21. **Jigar fermentlari** – jigar faoliyatini ko'rsatadigan qon ko'rsatkichlari.
22. **Oshqozon-ichak traktining yallig'lanishi** – jigar bilan bog'liq kasalliklarning asoratlari.
23. **Jigar funktsiyalarini tekshirish** – qon testlari yordamida amalga oshiriladi.
24. **Dorilar toksik ta'siri** – dori vositalarining jigar to'qimasiga zarar yetkazishi.
25. **Alkogolizm** – alkogolga qaramlik holati.

26. **Gen terapiyasi** – genlarni o'zgartirish orqali kasalliklarni davolash usuli.
27. **Regenerativ tibbiyot** – organ va to'qimalarni tiklash bo'yicha yo'nalish.
28. **Qon aylanishi** – jigar orqali o'tadigan qon oqimi.
29. **O'pkalar** – jigar bilan qon orqali bog'liq organ.
30. **Immunomodulyatorlar** – immun tizimini tartibga soluvchi preparatlar.
31. **Sarg'ishlik (jaundice)** – teri va ko'zning sariq tusga kirishi.
32. **Jigar o'rni** – qorin bo'shlig'idagi joylashuvi.
33. **Toksinlar** – zararli kimyoviy modda.
34. **Jigar o'lchami** – o'rganish va tashxis uchun muhim parametr.
35. **Jigar usti bezlari** – gormon ishlab chiqaruvchi bezlar.
36. **Yallig'lanish jarayoni** – organizmning infektsiyaga javobi.
37. **Surunkali kasallik** – uzoq davom etadigan kasallik turi.
38. **Laborator diagnostika** – qon, siydik va boshqa suyuqliklarni tekshirish.
39. **Viruslar** – mikroskopik zararlovchi agentlar.
40. **Profilaktika** – kasalliklarning oldini olish chorasi.

FOYDALANILGAN ADABIYOTLAR RO'YXATI

1. Абдуллаев И.Ж., Ахмедов Ш.Ш. "Jigar kasalliklari va ularni davolash". Tibbiyot nashriyoti, Toshkent, 2018.
2. Еркинова Д.С. "Virusli gepatitlar: diagnostika va davolash". Tashkent Medical Journal, 2019; 2(4): 45-52.
3. "Hepatology: A Textbook of Liver Disease". Zakim D., Boyer T.D. 7th Edition. Saunders Elsevier, 2018.
4. "Principles of Internal Medicine". Harrison T.R., Kasper D.L. 20th Edition. McGraw Hill, 2018.
5. WHO. "Global Hepatitis Report", 2017. World Health Organization.
6. "Gastroenterology and Hepatology". Sleisenger & Fordtran's. 10th Edition, 2015.
7. Бобоев Х.М. "Jigar sirrozi: sabablari va davolash usullari". Tashkent, 2017.
8. "Liver Pathology". Burt A.D., Portmann B.C. 3rd Edition. Churchill Livingstone, 2015.

9. "Alkogol va jigar kasalliklari". Sog'liqni saqlash vazirligi nashriyoti, 2019.
10. "Clinical Gastroenterology and Hepatology". Feld J.J., Friedman L.S. 3rd Edition. Elsevier, 2020.
11. "Hepatitis C Virus Infection: Diagnosis and Treatment". Smith C.I.E., 2019.
12. "Atlas of Liver Pathology". Stratta P. 2nd Edition. Springer, 2016.
13. "Jigar kasalliklarida dori-darmonlar va terapevtik yondashuvlar". Tibbiyot nashriyoti, Toshkent, 2020.
14. "Diagnostic Ultrasound of the Liver". Jeffrey R.B. Jr., 2017.
15. "Liver Cancer: Etiology and Diagnosis". Hepatology International Journal, 2018.
16. "Sog'lom turmush tarzi va jigar sog'ligi". O'zbekiston Sog'liqni Saqlash Vazirligi, 2019.
17. "Hepatobiliary Diseases". Wiley-Blackwell, 2018.
18. "Jigar kasalliklarining oldini olish". Tibbiyot ilmiy jurnali, 2020.
19. "Tibbiyotda diagnostika metodlari". Toshkent, 2019.
20. "Liver Transplantation: Principles and Practice". Cambridge University Press, 2019.

21. **“Hepatology for the Non-Specialist”** – Taylor, R. & Baylis, S. Wiley-Blackwell, 2017.
22. **“Liver Disease in Clinical Practice”** – MacSween, R.N.M. & Burt, A.D. Wiley, 2016.
23. **“Manual of Liver Disease”** – Sherlock, S. & Dooley, J. Wiley-Blackwell, 2018.
24. **“Essentials of Gastroenterology and Hepatology”** – Feldman, M., Friedman, L.S., & Brandt, L.J. Elsevier, 2019.
25. **“The Liver: Biology and Pathobiology”** – Arias, I.M. et al. Wiley-Blackwell, 2018.

MUNDARIJA

KIRISH

1-Mavzu. Jigar Tuzilishi va Uning Asosiy Funksiyalari

2-Mavzu. Jigar Kasalliklarining Turlari va Klasifikatsiyasi

3-Mavzu. Jigar Kasalliklarining Sabablari

4-Mavzu. Jigar Kasalliklarining Belgilari va Diagnostikasi

5-Mavzu. Virusli Gepatitlar (A, B, C, D, E): Xususiyatlari va Davolash Usullari

6-Mavzu. Alkogolga Bog‘liq Jigar Kasalliklari

7-Mavzu. Jigar Sirrozi: Sabablari, Belgilari va Davolash

8-Mavzu. Jigar Saratonining Asosiy Sabablari va Diagnostikasi

9-Mavzu. Jigar Kasalliklarida Dorilar va Terapevtik Yondashuvlar

10-Mavzu. Jigar Kasalliklarining Oldini Olish va Sog'lom Turmush Tarzi

XULOSA

GLOSSARY

FOYDALANILGAN ADABIYOTLAR RO'YXATI